圖書在版編目（ＣＩＰ）數據

香譜 / (宋) 陳敬著. -- 揚州 : 廣陵書社, 2023.8
(清賞叢書)
ISBN 978-7-5554-2112-2

Ⅰ. ①香… Ⅱ. ①陳… Ⅲ. ①香料植物－藥用植物－中國－北宋 Ⅳ. ①R282.71

中國國家版本館CIP數據核字(2023)第143448號

ISBN 978-7-5554-2112-2

香譜

著者 〔宋〕陳敬
責任編輯 王志娟
出版人 曾學文
出版發行 廣陵書社
社址 揚州市四望亭路2-4號
郵編 二二五〇〇一
電話 （〇五一四）八五二二八〇八一（總編辦）
八五二二八〇八八（發行部）

微信二维码

微博二维码

印刷 揚州文津閣古籍印務有限公司
版次 二〇二三年八月第一版
印次 二〇二三年八月第一次印刷
標準書號 ISBN 978-7-5554-2112-2
定價 壹佰陸拾圓整（全二册）

http://www.yzglpub.com E-mail:yzglss@163.com

清賞叢書

〔宋〕陳敬 著

香譜

廣陵書社

中國·揚州

清賞叢書序

現代生活多姿多彩，而閱讀是一場永恒的心靈之旅；傳統文化包羅萬象，而經典是一泓不朽的精神源泉。傳統經典中既有莊重典雅的經史著作，也有温柔敦厚的詩詞文集，還有許多别具風格的藝術小品，如涓涓清泉，汩汩流淌，清新雅致，妙趣横生，賞讀品玩，回味無窮。于是我們彙集此類典籍，編爲《清賞叢書》，希望打造一套與《文華叢書》相得益彰的經典叢書，讓喜好傳統文化的讀者，享受古典之美，欣賞風雅之樂。

清新脱俗，是謂清；賞心悦目，是謂賞。這套《清賞叢書》的宗旨，就是擷取古人所稱清玩之物、清雅之言，以藝術賞鑒和生活消閑類作品爲主，内容包括品鑒、養生、園藝、書畫、飲食等。仍采用宣紙綫裝的形式，經典内容與傳統形式珠聯璧合，古樸雅致，韵味無窮。

『林泉到處資清賞，翰墨隨緣結古歡。』一册在手，可品紅塵之閑趣，發思古之幽情。恍若置身古人的心靈家園，領悟經年纍月積澱的人生智慧，如品佳釀，如沐春風，喜悦自心而生，感悟隨時而長。

廣陵書社編輯部

二〇一八年七月

出版説明

『香』字最早見於商代甲骨文，其古字形上半部像禾黍成熟後散落的許多籽粒，下半部像盛糧食的器皿，合起來表示農作物成熟後散發出香味。從香字的本義來看，最初指的就是穀類散發的氣味，泛指芳香。後來引申代指發出香氣的物品，這類物品稱爲香料、熏香，簡稱作『香』。就香品而言，一般有植物香、動物香的單品香，如中國四大名香，沉、檀、龍、麝，其中沉、檀爲植物香，龍、麝爲動物香；另外還有混合諸品的和合香，如蘇合香、鵝梨帳中香等。

『香之爲用，從上古矣。』商周時，就有人類采集、利用或栽培香料的記載。人類較早地認識到香料的作用，它的作用大致可分四類：

第一，飲食調味。《吕氏春秋·士容論·審時》記載：『搏米而薄糠，春之易而食之香。』北魏賈思勰《齊民要術·種蒜》記載：『澤蒜可以香食，吴人調鼎，率多用此。』

第二，醫藥保健。芳香藥主要作用可以歸納爲辟穢防疫、解表散邪、悦脾開胃、化濕去濁、通竅止痛、行氣活血、開竅醒神等幾個方面。這個作用，我們在許多古藥方中都能發現這樣的記載。

第三，香化環境。製香所用的原料絶大部分是木本或者草本類的芳香藥物，好的香料用於熏香，可以散發出十分清新清雅的香氣，對於除去環境異味，净化空氣有着非常明顯的作用。

第四，祭祀活動。《黄帝内經》説：『香，聚天地純陽之氣而生者。』香作爲祭祀貢品，常被人們視爲天人溝通的重要媒介。《禮記·郊特牲》所謂『至敬不饗味，而貴氣臭也』，《詩經·大雅·生民》『卬盛于豆，于豆于登，其香始升，上帝居歆』。

可以這麽説，香料在人類生活中充當着不可或缺的重要角色。

經過千百年的探索，中國人從識香、用香、製香，再到玩香，逐步演化成中國獨特的香文化。而這種香文化的一個高潮，就在宋代。

宋代，由於蘇軾、黄庭堅等文人對香的推崇，香，與茶、畫、花一樣，成爲宋人的四般閑事。『燒香，點茶，挂畫，插花，四般閑事，不宜累家』，這是南宋吴自牧《夢粱録》裏對江南士人日常風雅的一般描述。宋代，文人與香的結合，爲香文化注入了新的内涵，使得中國香文化融入了文人氣息，形成獨有的香文化清致之風，所謂『酒闌更喜團茶苦，夢斷偏宜瑞腦香』（李清照《鷓鴣天》）。中國的香文化在宋代發展到一定的高度，出現一些專門研究香的著作，如丁謂《天香傳》、洪芻《香譜》、陳敬《新纂香譜》、葉庭珪《名香譜》。

《香譜》，一名《陳氏香譜》，又名《新纂香譜》。宋陳敬著。陳敬，字子中，河南人。其仕履未詳。

從此書原序看，此書成於陳敬之子浩卿。浩卿過彭蠡湖，以其譜請鈞者熊朋來作序。作序時間是至治壬戌（一三二二），可知此書最早刊刻於元代。後歷經傳抄刊刻，存世有《四庫全書》收録的《陳氏香譜》四卷本和《適園叢書》收録的《新纂香譜》二卷本。

《陳氏香譜》，該書被收録於《四庫全書》子部譜録類。全書四卷，分香品、香異、修製諸香、凝和諸香、佩熏諸香、塗傅諸香、香品器、香珠、香藥、香茶、事類等，詳細記載了香品産地、宋及以前社會用香情况、香藥與熏香料配方、香料的收藏方法，以及與香有關的藝文。《四庫全書提要》稱：『是書凡集沈立、洪芻以下十一家香譜，彙爲一書，徵引既繁……以浩博見長。』可以説，《香譜》一書集宋代以及宋代以前香料文獻之大成。

近年來，隨着中國傳統文化的興盛，香文化開始得到大衆的關注，香學成了顯學。此次我社以《四庫全書》本爲工作底本，以明崇禎刻本《香乘》爲參校本，點校整理。爲便於讀者閱讀使用，特於書眉處增加校記，對比校勘，訂正訛誤，標出異同，更大限度地凸顯《香譜》一書的實用價值，爲《陳氏香譜》提供最佳讀本。

廣陵書社編輯部

二〇二三年六月

目録

原序……一
卷一
香品
龍腦香……一
婆律香……二
沉水香……二
生沉香……三
蕃香……四
青桂香……四
棧香……四
黄熟香……四
葉子香……四
鷄骨香……四
水盤香……五
白眼香……五
檀香……五
木香……五
降真香……五
生熟速香……六
暫香……六
鷓鴣斑香……六
烏里香……六
生香……六
交趾香……七
乳香……七
薰陸香……八
安息香……八

篤耨香……八
瓢香……九
金顏香……九
詹糖香……九
蘇合香……九
亞濕香……一〇
塗肌、拂手香……一〇
鷄舌香……一〇
丁香……一〇
鬱金香……一一
迷迭香……一一
木密香……一一
藒車香……一一
必栗香……一一
艾蒳香……一二
兜婁香……一二
白茅香……一二
茅香花……一二
兜納香……一二
耕香……一三
雀頭香……一三
芸香……一三
零陵香……一三
都梁香……一四
白膠香……一四
芳草……一四
龍涎香……一四
甲香……一四
麝香……一五
麝香木……一五
麝香草……一六
麝香檀……一六
栀子香……一六

香譜

目録

野悉密香……一六
薔薇水……一六
甘松香……一七
蘭香……一七
木犀香……一七
馬蹄香……一七
櫰香……一七
蕙香……一七
蘼蕪香……一七
荔枝香……一七
木蘭香……一八
玄臺香……一八
顫風香……一八
伽闌木……一九
排香……一九
紅兜婁香……一九
大食水……一九
孩兒香……一九
紫茸香……一九
珠子散香……一九
喃吺哩香……一九
薰華香……二〇
欖子香……二〇
南方花……二〇
花薰香訣……二〇
香草名釋……二一

香異

都夷香……二二
荼蕪香……二二
辟寒香……二二
月支香……二二
振靈香……二三
神精香……二三
酺臍香……二三
兜末香……二三
沈榆香……二三
千畝香……二四
沈光香……二四
十里香……二四
威香……二四
返魂香……二四
茵墀香……二四
千步香……二四
飛氣香……二五
五香……二五
石葉香……二五
祇精香……二五
雄麝香……二五
蘅蕪香……二五
蘅薇香……二五
文石香……二五
金香……二六
百和香……二六
金磾香……二六
百濯香……二六
芸輝香……二六
九和香……二六
千和香……二六
闍賓香……二六
拘物頭花香……二七
龍文香……二七
鳳腦香……二七
一木五香……二七
昇霄靈香……二七
區撥香……二七
大象藏香……二七

兜婁婆香……二七
多伽羅香……二八
法華諸香……二八
牛頭旃檀香……二八
熏肌香……二八
香石……二八
懷夢草……二八
一國香……二八
龜中香……二八
羯布羅香……二八
逆風香……二九
靈犀香……二九
玉蕤香……二九
修製諸香
飛樟腦……二九
篤耨……三〇
乳香……三〇
麝香……三〇
龍腦……三〇
檀香……三〇
沉香……三〇
藿香……三〇
茅香……三一
甲香……三一
煉蜜……三一
煅炭……三一
合香……三一
擣香……三二
收香……三二
窨香……三二
焚香……三二
熏香……三二
卷二
五香夜刻……三三
百刻香印……三三
五更印刻……三四
百刻篆圖……三四
定州公庫印香……三四
和州公庫印香……三四
百刻印香……三五
資善堂印香……三五
龍腦印香……三五
又方……三五
乳檀印香……三六
供佛印香……三六
無比印香……三六
水浮印香……三六
寶篆香……三六
香篆……三七
又方……三七
丁公美香篆……三七
凝和諸香
葉太社旁通香圖……三八
漢建寧宮中香……三八
唐開元宮中方……三八
宮中香(一)……三九
宮中香(二)……三九
江南李主帳中香……三九
又方……三九
又方……三九
又方……三九
宣和御製香……四〇
御爐香……四〇
李次公香……四〇
趙清獻公香……四〇

蘇州王氏幃中香……四〇
唐化度寺衙香……四一
開元幃中衙香……四一
後蜀孟主衙香……四一
雍文徹郎中衙香……四一
蘇内翰貧衙香……四一
錢塘僧日休衙香……四二
金粟衙香（一）……四二
衙香（一）……四二
衙香（二）……四二
衙香（三）……四二
衙香（四）……四三
衙香（五）……四三
衙香（六）……四三
衙香（七）……四三
衙香（八）……四三
延安郡公蕊香……四四
嬰香……四四
金粟衙香（二）……四四
韵香……四四
不下閣新香……四四
宣和貴妃黄氏金香……四五
壓香……四五
古香……四五
神仙合香……四五
僧惠深濕香……四五
供佛濕香……四六
久窨濕香……四六
清神香……四六
清遠香局方……四六
清遠香（一）……四七
清遠香（二）……四七
清遠香（三）……四七
汴梁太乙宫清遠香……四七
清遠膏子香……四七
邢大尉韵勝清遠香……四七
内府龍涎香……四八
濕香……四八
清神濕香……四八
清遠濕香……四八
日用供神濕香……四八
丁晋公清真香……四九
清真香（一）……四九
清真香（二）……四九
黄太史清真香……四九
清妙香……四九
清神香……四九
王將明太宰龍涎香……五〇
楊古老龍涎香……五〇
亞里木吃蘭脾龍涎香……五〇
龍涎香（一）……五〇
龍涎香（二）……五〇
龍涎香（三）……五一
龍涎香（四）……五一
龍涎香（五）……五一
南蕃龍涎香……五一
又方……五二
龍涎香（六）……五二
龍涎香（七）……五二
龍涎香（八）……五二
智月龍涎香……五二

龍涎香（九）……五二
龍涎香（十）……五三
古龍涎香（一）……五三
古龍涎香（二）……五三
古龍涎香（三）……五三
白龍涎香……五四
小龍涎香（一）……五四
小龍涎香（二）……五四
小龍涎香（三）……五四
小龍涎香（四）……五四
吴侍郎龍津香……五四
龍泉香……五四
清心降真香……五五
宣和内府降真香……五五
降真香……五五
假降真香……五五
勝篤耨香……五五
假篤耨香（一）……五六
假篤耨香（二）……五六
假篤耨香（三）……五六
馮仲柔假篤耨香……五六
假篤耨香（四）……五六
江南李王煎沉……五六
李王花浸沉……五六
華蓋香……五七
寶球香……五七
香球……五七
芬積香（一）……五七
芬積香（二）……五七
小芬積香……五八
芬積香（三）……五八
藏春香（一）……五八
藏春香（二）……五八
出塵香（一）……五八
出塵香（二）……五八
四和香（一）……五九
四和香（二）……五九
馮仲柔四和香……五九
加減四和香……五九
夾棧香……五九
聞思香（一）……六〇
聞思香（二）……六〇
壽陽公主梅花香……六〇
李王帳中梅花香……六〇
梅花香（一）……六〇
梅花香（二）……六〇
梅花香（三）……六一
梅花香（四）……六一
梅花香（五）……六一
梅英香（一）……六一
梅英香（二）……六一
梅蕊香……六一
卷三
凝和諸香
韓魏公濃梅香……六二
嵩州副宮李元老笑梅香……六二
笑梅香（一）……六三
笑梅香（二）……六三
笑梅香（三）……六三
笑梅香（四）……六三
肖梅香……六三
勝梅香……六四
鄙梅香……六四
梅林香……六四
浹梅香……六四

笑蘭香（一）……六四
笑蘭香（二）……六四
李元老笑蘭香……六五
靖老笑蘭香……六五
笑蘭香（三）……六五
肖蘭香（一）……六五
肖蘭香（二）……六六
勝肖蘭香……六六
勝蘭香……六六
秀蘭香……六六
蘭蕊香……六六
蘭遠香……六六
吴彦莊木犀香……六六
智月木犀香……六七
木犀香（一）……六七
木犀香（二）……六七
木犀香（三）……六七
木犀香（四）……六七
木犀香（五）……六八
桂花香……六八
桂枝香……六八
杏花香（一）……六八
杏花香（二）……六八
吴顧道侍郎花……六八
百花香（一）……六九
百花香（二）……六九
野花香（一）……六九
野花香（二）……六九
野花香（三）……六九
野花香（四）……七〇
後庭花香……七〇
洪駒父荔支香……七〇
荔支香……七〇
柏子香……七〇
酴醾香……七〇
黄亞夫野梅香……七一
江梅香（一）……七一
江梅香（二）……七一
蠟梅香……七一
雪中春信（一）……七一
雪中春信（二）……七一
雪中春信（三）……七二
春消息（一）……七二
春消息（二）……七二
春消息（三）……七二
洪駒父百步香……七二
百里香……七二
黄太史四香……七三
藍成叔知府韵勝香……七四
元御帶清觀香……七四
脱浴香……七五
文英香……七五
心清香……七五
瓊心香……七五
大真香……七五
大洞真香……七五
天真香……七六
玉蕊香（一）……七六
玉蕊香（二）……七六
玉蕊香（三）……七六
盧陵香……七六
康漕紫瑞香……七七
靈犀香……七七
仙萸香……七七
降仙香……七七

可人香……七七
禁中非烟（一）……七七
禁中非烟（二）……七七
復古東闌雲頭香……七八
崔賢妃瑶英香……七八
元若虚揔管瑶英勝……七八
韓鈐轄正德香……七八
滁州公庫天花香……七八
玉春新料香……七九
辛押陁羅亞悉香……七九
金龜香燈……七九
金龜延壽香……七九
瑞龍香……八〇
華蓋香……八〇
寶林香……八〇
巡筵香……八〇
寶金香……八〇
雲蓋香……八一

佩熏諸香

篤耨佩香……八一
梅蕊香……八一
荀令十里香……八一
洗衣香……八一
假薔薇面花……八一
玉華醒醉香……八二
衣香……八二
薔薇衣香……八二
牡丹衣香……八二
芙蕖香……八二
御愛梅花衣香……八二
梅花衣香……八三
梅萼衣香……八三
蓮蕊衣香……八三
濃梅衣香……八三
裛衣香（一）……八三
裛衣香（二）……八四
貴人絶汗香……八四
内苑蕊心衣香……八四
勝蘭衣香……八四
香爨……八四
軟香（一）……八四
軟香（二）……八五
軟香（三）……八五
軟香（四）……八五
軟香（五）……八五
軟香（六）……八六
廣州吴家軟香……八六
翟仲仁運使軟香……八六
寶梵院主軟香……八六
軟香（七）……八六
軟香（八）……八七
軟香（九）……八七
軟香（十）……八七
熏衣香（一）……八八
蜀主熏御衣香……八八
南陽宫主熏衣香……八八
熏衣香（二）……八八
新料熏衣香……八八
《千金月令》熏衣香……八八
熏衣梅花香……八九
熏衣芬積香……八九
熏衣衙香……八九
熏衣笑蘭香……八九

塗傅諸香

傳身香粉……八九
拂手香……九〇
梅真香……九〇
香髮木犀油……九〇
香餅（一）……九〇
香餅（二）……九〇
香餅（三）……九一
香餅（四）……九一
香餅（五）……九一
耐久香餅……九一
長生香餅……九一
終日香餅……九一
丁晋公文房七寶香餅……九一
内府香餅……九二
賈清泉香餅……九二
香煤（一）……九二
香煤（二）……九二
香煤（三）……九二
香煤（四）……九二
香煤（五）……九二
香煤（六）……九三
日禪師香煤……九三
閻資欽香煤……九三
香灰……九三

香品器

香爐……九四
香盛……九四
香盤……九四
香匙……九四
香箸……九四
香壺……九四
香罌……九四

卷四

香珠

孫廉訪木犀香珠……九五
龍涎香珠……九五
香珠（一）……九六
香珠（二）……九六
收香珠法……九六

香藥

丁沉煎圓……九六
木香餅子……九七

香茶

經進龍麝香茶……九七
孩兒香茶……九七
香茶（一）……九八
香茶（二）……九八

事類

香尉……九八
香户……九八
香市……九八
香洲……九八
香溪……九八
香界……九九
香篆……九九
香珠……九九
香纓……九九
香囊……九九
香獸……九九
香童……九九
香岩童子……九九
宗超香……一〇〇
南蠻香……一〇〇
棧槎……一〇〇
披香殿……一〇〇

採香徑……一〇〇
柏香臺……一〇〇
三清臺……一〇〇
沉香床……一〇一
沉香亭……一〇一
沉香堂……一〇一
沉香火山……一〇一
沉香山……一〇一
沉屑泥壁……一〇一
檀香亭……一〇一
檀槽……一〇一
麝壁……一〇二
麝枕……一〇二
龍香撥……一〇二
龍香劑……一〇二
香閣……一〇二
香床……一〇二
香殿……一〇二
五香席……一〇二
七香車……一〇三
椒殿……一〇三
椒房……一〇三
椒漿……一〇三
蘭湯……一〇三
蘭佩……一〇三
蘭畹……一〇三
蘭操……一〇三
蘭亭……一〇三
蘭室……一〇四
蘭臺……一〇四
椒蘭養鼻……一〇四
焚椒蘭……一〇四
懷香……一〇四
含香……一〇四
啖香……一〇四
飯香……一〇四
貢香……一〇五
分香……一〇五
賜香……一〇五
熏香……一〇五
竊香……一〇五
愛香……一〇五
喜香……一〇六
天女擎香……一〇六
三班喫香……一〇六
露香告天……一〇六
焚香祝天……一〇六
焚香讀章奏……一〇六
焚香讀《孝經》……一〇七
焚香讀《易》……一〇七
焚香致水……一〇七
焚香禮神……一〇七
降香嶽瀆……一〇七
焚香静坐……一〇七
燒香勿返顧……一〇七
燒香辟瘟……一〇八
燒香引鼠……一〇八
求名如燒香……一〇八
五色香烟……一〇八
香奩……一〇八
防蠹……一〇八
除邪……一〇八
香玉辟邪……一〇八
香中忌麝……一〇八
被草負笈……一〇九
異香成穗……一〇九

逆風香……一〇九
古殿爐香……一〇九
買佛香……一〇九
戒定香……一〇九
結願香……一〇九
香偈……一一〇
香光……一一〇
香爐……一一〇
博山香爐……一一〇
被中香爐……一一〇
薰爐……一一〇
金爐……一一〇
麒麟……一一一
帳角香爐……一一一
鵲尾香爐……一一一
百寶爐……一一一
香爐爲寶子……一一一
貪得銅爐……一一一
母夢香爐……一一一
失爐筮卦……一一二
香爐墮地……一一二
覆爐示兆……一一二
香爐峰……一一二
熏籠……一一二

傳

天香傳……一一二

序

和香序……一一五
笑蘭香序……一一六

説

香説……一一六

銘

博山爐銘……一一六
香爐銘……一一七

頌

鬱金香頌……一一七
藿香頌……一一七
瑞沉寶峰頌并序……一一七

賦

迷迭香賦……一一八
鬱金香賦……一一八
芸香賦……一一八
幽蘭賦……一一八
木蘭賦并序……一一九
沉香山子賦……一二〇
鷄舌香賦……一二一
銅博山香爐賦……一二三

詩

詩句……一二三
寶熏……一二四
帳中香二首……一二四
戲用前韻……一二四
和魯直韻……一二四
次韻答子瞻……一二五
再和……一二五
印香……一二五
沉香石……一二五
凝齋香……一二五
肖梅香……一二五
香界……一二六
次韻蘇藉返魂梅六首……一二六
龍涎香……一二六
燒香曲……一二六
焚香……一二六
焚香……一二七

燒香……一二七
焚香……一二七
覓香……一二七
覓香……一二七
修香……一二七
香爐……一二七
博山香爐……一二八
博山香爐……一二八
樂府
詞句……一二八
鷓鴣天・木犀……一二九
天香・龍涎香……一二九
慶清朝慢・軟香……一二九

原序

香者，五臭之一，而人服媚之。至於爲《香譜》，非世宦博物嘗杭舶浮海者不能悉也。河南《陳氏香譜》自子中至浩卿再世乃脱稿，凡洪、顔、沈、葉諸譜具在此編，集其大成矣。《詩》《書》言香不過黍稷蕭脂，故香之爲字從黍作甘。古者從黍稷之外，可焫者蕭，可佩者蘭，可鬯者鬱，名爲香草者無幾，此時譜可無作。《楚辭》所録名物漸多，猶未取於遐裔也。漢唐以來，言香者，必取南海之産，故不可無譜。

浩卿過彭蠡，以其譜視釣者熊朋來，俾爲序，釣者驚曰：『豈其乏使而及我？子再世成譜，亦不易。宜遴序者，豈無蓬萊玉署懷香握蘭之仙儒？又豈無喬木故家芝蘭芳馥之世卿？豈無島服夷言誇香詫寶之舶官？又豈無神州赤縣

進香受爵之少府？豈無寶梵琳房聞思道韵之高人？又豈無瑶英玉蕊、羅襦薌澤之女士？凡知香者，皆使序之。若僕也，灰釘之望既窮，熏習之夢久斷，空有廬山一峰以爲鑪，峰頂片雲以爲香，子并收入譜矣。』

每憶劉季和香僻，過鑪熏身，其主簿張坦以爲俗。坦可謂直諒之友，季和能笑領其言，亦庶幾善補過者。有士於此，如荀令君至人家，坐席三日香。梅學士每晨袖覆鑪，撮袖以出，坐定放香，是富貴自好者所爲，未聞聖賢爲此，惜其不遇張坦也。按《禮經》：『容臭者，童儒所佩；茝蘭者，婦輩所采。大丈夫則自流芳百世者在。』故魏武猶能禁家内不得熏香，謝玄佩香囊則安石患之。然琴窗書室不得此譜，則無以治鑪熏。至於自熏知見抑存乎其人，遂長揖謝客鼓棹去，客追録爲《香譜序》。至治壬戌蘭秋彭蠡釣徒熊朋來序。

卷一

《香品舉要》云：『香最多品類出交廣、崖州及海南諸國。』然秦漢以前未聞，惟稱蘭蕙椒桂而已。至漢武奢廣，尚書郎奏事者始有含鷄舌香，其他皆未聞。迨晋武時，外國貢異香始此。及隋，除夜火山燒沉香、甲煎不計數，海南諸品畢至矣。唐明皇君臣多有沉、檀、腦、麝爲亭閣，何多也。後周顯德間，昆明國又獻薔薇水矣。昔所未有，今皆有焉。然香者一也，或出於草，或出於木，或花，或實，或節，或葉，或皮，或液，或又假人力而煎和成。有供焚者，有可佩者，又有充入藥者，詳列如左。

香品

龍腦香

《唐本草》云：『出婆律國，樹形似杉木，子似豆蔻，皮有甲錯。婆律膏是根下清脂，龍腦是根中乾脂，味辛香入口。』

段成式云：『亦出波斯國，樹高八九丈，大可六七圍，葉圓而背白，無花實。其樹有肥瘦，瘦者出龍腦香，肥者出婆律膏。香在木心中，婆律斷其樹翦取之，其膏於木端流出。』

《圖經》云：『南海山中亦有此木。唐天寶中交阯貢龍腦，皆如蟬蠶之形。彼人言有老根節方有之，然極難，禁中呼瑞龍腦。帶之衣衿，香聞十餘步。』今海南龍腦多用火煏成片，其中容僞。

陶隱居云：『生西海婆律國，婆律樹中脂也，如白膠香狀，味苦辛，微溫無毒，主內外障眼，去三蟲，療五痔，明目、鎮心、秘精。又有蒼龍腦，主風疹、皯面，入膏煎良，不可點眼。其明淨如雪花者善久，經風日或如麥麸者不佳。宜合黑豆、糯米、相思子，貯之瓷器內，則不耗。』今復有生熟之異。稱生龍腦即是所載是也，其絶妙者曰梅花龍腦。有經火飛結成塊者，謂之熟龍腦，氣味差薄，蓋益以他物也。

葉庭珪云：『渤泥、三佛齊亦有之，乃深山窮谷千年老杉樹枝幹不損者。若損動則氣泄無腦矣。其土人解爲板，板傍裂縫，腦出縫中，劈而取之。大者成片，俗謂之梅花腦。其次謂之速腦。速腦之中又有金脚，其碎者謂之米腦。鋸下杉屑與碎腦相雜者，謂之蒼腦。取腦已净，其杉板謂之腦本，與鋸屑同搗碎，和置瓷盆內，以笠覆之，封其縫，熱灰煨熇，其氣飛上，凝結而成塊，謂之熟腦，可作面花、耳環、佩帶等用。』又有一種如油者，謂之腦油，其氣勁於腦，可浸諸香。

陳正敏云：『龍腦出南天竺，木本如松，初取猶濕，斷爲數十塊尚有香，日

久木乾，循理拆之，其香如雲母者是也。與中土人取樟腦頗異。』

今案，段成式所述與此不同，故兩存之。

婆律香

《本草拾遺》云：『出婆律國，其樹與龍腦同，乃樹之清脂也，除惡氣，殺蟲蛀。詳見龍腦香。』

沉水香

《唐本草》云：『出天竺、單于二國，與青桂、鷄骨、棧香同是一樹。葉似橘，經冬不凋。夏生花，白而圓細。秋結實，如檳榔，其色紫似葚而味辛。療風水毒腫，去惡氣。樹皮青色，木似欅柳，重實，黑色，沉水者是。』今復有生黄而沉水者，謂之蠟沉，又有不沉者，謂之生結，即棧香也。

《拾遺·解紛》云：『其樹如椿，常以水試乃知。』

葉庭珪云：『沉香所出非一，真臘者爲上，占城次之，渤泥最下。真臘之真①又分三品：緑洋最佳，三濼次之，勃羅間差弱。而香之大概生結者爲上，熟脱者次之；堅黑爲上，黄者次之。然諸沉之形多異而名亦不一。有狀如犀角者，如燕口者，如附子者，如梭者，是皆因形爲名。其堅緻而文横者謂之横隔沉。大抵以所産氣色爲高，而形體非所以定優劣也。』緑洋、三濼、勃羅間皆真臘屬國。

《談苑》云：『一樹出香三等，曰沉、曰棧、曰黄熟。』

《倦游録》云：『沉香木，嶺南瀕海諸州尤多，大者合抱，山民或以爲屋、爲橋梁、爲飯甑，然有香者百無一二。蓋木得水方結，多在折枝枯幹中，或爲棧，或爲黄熟。自枯死者謂之水盤香。高、竇等州産生結香，蓋山民見山木曲折斜枝，必以刀斫成坎，經年得雨水漬，遂結香，復鋸取之，刮去白木，其香結爲斑點，亦名鷓鴣斑，沉①之良久。在瓊崖等州，俗謂之角沉，乃生木中取者，宜用熏裛。黄沉，乃枯木中得者，宜入藥。黄臘沉尤難得。』按《南史》云：『置水中則沉，故名沉香。浮者，棧香也。』

陳正敏云：『水沉，出南海，凡數重，外爲斷白，次爲棧，中爲沉。今嶺南岩高峻處亦有之，但不及海南者香氣清婉耳。』諸夷以香樹爲槽而餇鷄犬，故鄭文寶詩云：『沉檀香植在天涯，賤等荆衡水面槎。未必爲槽餇鷄犬，不如煨燼向高②家。』

今按，黄臘沉，削之自卷，嚙之柔韌者是。餘見第四卷丁晋公《天香傳》中。

生沉香

一名蓬萊香。葉庭珪云：『出海南山西。其初連木，狀如粟棘房，土人謂棘香。刀刳去木而出其香，則堅倒③而光澤。士大夫目爲蓬萊香，氣清而長耳。

①真，《香乘》卷一作『香』。

①沉，《香乘》卷一作『香』。

②高，《香乘》卷一作『豪』。

③倒，《香乘》卷一作『緻』。

品雖侔於真臘，然地之所産者少，而官於彼者乃得之，商舶罕獲焉。故直常倍於真臘所産者云。』

蕃香

一名蕃沉。葉庭珪云：『出渤泥、三佛齊，氣礦①而烈，價視真臘、緑洋減三分之二，視占城減半矣。治冷氣，醫家多用之。』

青桂香

《本草拾遺》云：『即沉香同樹細枝緊實未爛者。』

《談苑》云：『沉香依木皮而結，謂之青桂。』

棧香

《本草拾遺》云：『棧與沉同樹，以其肌理有黑脉者爲别。』

葉庭珪云：『棧香乃沉香之次者，出占城國，氣味與沉香相類，但帶木，頗

①礦，《香乘》卷一作『獷』。

不堅實，故其品亞於沉而復於熟遜①焉。』

黄熟香

亦棧香之類也，但輕虚枯朽不堪者，今和香中皆用之。

葉庭珪云：『黄熟香、夾棧黄熟香，諸蕃皆出，而真臘爲上，黄而熟，故名焉。其皮堅而中腐者，形狀如桶，故謂之黄熟桶。其夾棧而通黑者，其氣尤朦②，故謂之夾棧黄熟。此香雖泉人之所日用，而夾棧居上品。』

葉子香

一名龍鱗香，蓋棧之薄者，其香尤勝於棧。

《談苑》云：『沉香在土歲久，不待刓剔而精者。』

鷄骨香

《本草拾遺》云：『亦棧香中形似鷄骨者。』

①復於熟遜，《香乘》卷一作『優於熟速』。

②朦，《香乘》卷一作『勝』。

水盤香

類黄熟而殊大，多雕刻爲香山、佛像，并出舶上。

白眼香

亦黄熟之别名也。其色差白，不入藥品，和香或用之。

檀香

《本草拾遺》云：「檀香其種有三，曰白、曰紫、曰黄。白檀樹出海南，主心腹痛、霍亂、中惡鬼氣、殺蟲。」

《唐本草》云：「味鹹，微寒，主惡風毒，出崑崙盤盤之國，主消風腫。又有紫真檀，人磨之以塗風腫，雖不生於中土，而人間遍有之。」

葉庭珪云：「檀香出三佛齊國，氣清勁而易泄，爇之能奪衆香。皮在而色黄者謂之黄檀，皮腐而色紫者謂之紫檀，氣味大率相類，而紫者差勝。其輕而脆者謂之沙檀，藥中多用之。然香樹頭長，商人截而短之，以便負販，恐其氣泄，以紙封之，欲其滋潤故也。」

陳正敏云：「亦出南天竺末耶山崖谷間。然其他雜木與檀相類者甚衆，殆不可别。但檀木性冷，夏月多大蛇蟠繞，人遠望見有蛇處，即射箭記之，至冬月蛇蟄，乃伐而取之也。」

木香

《本草》云：「一名密香①，從外國舶上來。葉似薯蕷而根大，花紫色，功效極多。味辛，温，無毒，主辟瘟疫，療氣劣、氣不足，消毒，殺蟲毒。」今以如鷄骨堅實、嚙之粘牙者爲上。又有馬兜鈴根，名曰青木香，非此之謂也。或云有二種，亦恐非耳。一謂之雲南根。

降真香

①密香，《香乘》卷四作「蜜香」。

《南州記》云：『生南海諸山，大秦國亦有之。』

《海藥本草》云：『味温平，無毒。主天行時氣，宅舍怪異，并燒之有驗。』

《列仙傳》云：『燒之感引鶴降。醮星辰，燒此香妙爲第一。小兒佩之能辟邪氣。狀如蘇枋木，然之初不甚香，得諸香和之則特美。』

葉庭珪云：『出三佛齊國及海南，其氣勁而遠，能辟邪氣。泉人每歲除，家無貧富，皆爇之如燔柴。雖在處有之，皆不及三佛齊者。一名紫藤香，今有蕃降、廣降之别。』

生熟速香

葉庭珪云：『生速香出真臘國，熟速香所出非一，而真臘尤勝，占城次之，渤泥最下。伐樹去木而取香者，謂之生速香。樹仆於地，木腐而香存者，謂之熟速香。生速氣味長，熟速氣味易焦，故生者爲上，熟者次之。』

暫香

葉庭珪云：『暫香，乃熟速之類，所産高下與熟速同，但脱者謂之熟速，而木之半存者謂之暫香，其香半生熟，商人以刀刳其木而出香，擇尤美者雜於熟速而貨之，故市者亦莫之辨。』

鷓鴣斑香

葉庭珪云：『出海南，與真臘生速等，但氣味短而薄，易燼，其厚而沉水者差久。文如鷓鴣斑，故名焉。亦謂之細冒頭，至薄而沉。』

烏里香

葉庭珪云：『出占城國，地名烏里。土人伐其樹，札之以爲香，以火焙乾，令香脂見於外，以輸租役。商人以刀刳其木而出其香，故品下於他香。』

生香

葉庭珪云：『生香所出非一樹，小老而伐之，故香少而未多。其直雖下於烏里，然削木而存香則勝之矣。』

交趾香

葉庭珪云：『出交趾國，微黑而光，氣味與占城棧香相類。然其地不通商舶，而土人多販於廣西之欽州，欽人謂之光香。』

乳香

《廣志》云：『即南海波斯國松樹脂，紫赤色如櫻桃者名曰乳香，蓋薰陸之類也。仙方多用辟邪。其性温，療耳聾、中風、口噤、婦人血風。能發酒，治風冷，止大腸泄澼，療諸瘡癤，令内消。今以通明者爲勝，目曰滴乳，其次曰揀香，又次曰瓶香，然多夾雜成大塊，如瀝青之狀。又其細者謂之香纏。』

沈存中云：『乳香本名薰陸，以其下如乳頭者，謂之乳頭香。』

葉庭珪云：『一名薰陸香，出大食國之南數千里深山窮谷中。其樹大抵類松，以斤斫樹，脂溢於外，結而成香，聚而爲塊。以象輦之，至於大食，大食以舟載易他貨於三佛齊，故香常聚於三佛齊。三佛齊每歲以大舶至廣與泉。廣、泉二舶視香之多少爲殿最。而香之品十有三：其最上品者爲揀香，圓大如乳頭，俗所謂滴乳是也；次曰瓶乳，其色亞於揀香；又次曰瓶香，言收時量重置於瓶中，在瓶香之中又有上中下三等之别；又次曰袋香，言收時只置袋中，其品亦有三等；又次曰乳搨①，蓋香在舟中②鎔搨在地，雜以沙石者；又次黑搨，香之黑色者；又次曰水濕黑搨，蓋香在舟中爲水所浸漬，而氣變色敗者也。品雜而碎者曰斫削，簸揚爲塵者曰纏末，此乳香之别也。』

温子皮云：『廣州蕃藥多僞者。僞乳香以白膠香攪糟③爲之，但燒之烟散多，此僞④者是也。真乳香與茯苓共嚼則成水。又云：晼⑤山石乳香，玲瓏而有

①搨，《香乘》卷二作「塌」。下同。
②《香乘》卷二無「香在舟中」四字。
③糟，《香乘》卷二作「糖」。
④此僞，《香乘》卷二作「叱聲」。
⑤晼，《香乘》卷二作「皖」。

蜂窩者爲真，每爇之次爇沉檀之屬，則香氣爲乳香，烟置定難散者是[1]，否則白膠香也。』

薰陸香

《廣志》云：『生南海，又僻方即羅香也。』

《海藥本草》云：『味平，温毒，清神，一名馬尾香，是樹皮鱗甲，採復生。』

《唐本草》云：『出天竺國及邯鄲[2]，似楓松脂，黄白色，天竺者多白，邯鄲者夾緑色。香不甚烈。微温，主伏尸惡氣，療風水腫毒。』

安息香

《本草》云：『出西戎，樹形似松柏，脂黄色爲塊，新者亦柔韌。味辛苦，無毒，主心腹惡氣鬼疰。』

《後漢書·西域傳》：『安息國去雒陽二萬五千里，比[3]至康居。其香乃樹

皮膠，燒之通神明，辟衆惡。』

《西陽雜俎》云：『出波斯國，其樹呼爲辟邪樹，長三丈許，皮色黄黑，葉有四角，經冬不凋。二月有花，黄色，心微碧，不結實。刻皮出膠如飴，名安息香。』

葉庭珪云：『出三佛齊國，乃樹之脂也。其形色類胡桃瓤而不宜於燒，然能發衆香，故多用之，以和香焉。』

温子皮云：『辨真安息香，每燒之，以厚紙覆其上，香透者是，否則僞也。』

篤耨香

葉庭珪云：『出真臘國，亦樹之脂也。樹如松杉之類。而香藏於皮，樹老而自然流溢者也。色白而透明，故其香雖盛暑不融，土人既取之矣。至夏月，以火環其樹而炙之，令其脂液再溢，及冬月冱寒，其凝而復取之，故其香冬凝而夏融。土人盛之以瓠瓢，至暑月則鑽其瓢而周爲孔，藏之水中，欲其陰凉而氣

①《香乘》卷二作『則香氣爲亂，香烟罩定難散者是』。

②邯鄲，《香乘》卷二作『單于』。下同。

③比，《香乘》卷二作『北』。

通，以泄其汗，故得不融。舟人易以磁器，不若於瓢也。其氣清遠而長，或以樹皮相雜，則色黑而品下矣。香之性易融，而暑月之融多滲於瓢，故斷瓢而爇之，亦得其典型，今所謂葫蘆瓢者是也。」

瓢香

《瑣碎録》云：「三佛齊國以匏瓢盛薔薇水，至中國。水盡，碎其瓢而爇之，與篤耨瓢略同。又名乾葫蘆片，以之蒸香最妙。」

金顔香

《西域傳》云：「金顔香類薰陸，其色赤紫，其烟如凝漆沸超，不甚香而有酸氣。合沉、檀爲香，焚之極清婉。」

葉庭珪云：「出大食及真臘國。所謂三佛齊出者，蓋自二國販至三佛齊，三佛齊乃販入中國焉。其香則樹之脂也，色黃而氣勁，善於聚衆香，今之爲龍涎軟者①，佩帶者多用之，蕃之人多以和氣塗身。」

詹糖香

《本草》云：「出晉安、岑州及交廣以南，樹似橘，煎枝葉爲之，似糖而黑，多以其皮及蠹糞雜之，難得純正者，惟軟②乃佳。」

蘇合香

《神農本草》云：「生中臺州③谷。」

陶隱居云：「俗傳是獅子糞，外國説不爾。今皆從西域來，真者難別。紫赤色，如紫檀，堅實，極芬香，重如石，燒之灰白者佳。主辟邪、瘧、癇、鬼疰，去三蟲。」

《西域傳》云：「大秦國，一名犁犍，以在海西，亦名雲漢。海西國地方數千里，有四百餘城，人俗有類中國，故謂之大秦國。人合香謂之香，煎其汁爲蘇

①者，《香乘》卷四作「香」。

②軟，《新修本草》作「輕」。

③州，《香乘》卷四作「山」。

合油，其津①爲蘇合油香。』

葉庭珪云：『蘇合香油亦出大食國，氣味類於篤耨，以濃净無滓者爲上，蕃人多以之塗身。以閩中病大風者亦倣之。可合軟香及入藥用。』

亞濕香

葉庭珪云：『出占城國，其香非自然，乃土人以十種香搗和而成，味温而重，氣和而長，爇之勝於他香。』

塗肌、拂手香

葉庭珪云：『二香俱出真臘、占城國。土人以腦、麝諸香搗和而成，或以塗肌，或以拂手。其香經宿不歇。惟五羊至今用之，他國不尚焉。』

鷄舌香

《唐本草》云：『出崑崙國及交、廣以南。樹有雌雄，皮葉并似栗，其花如梅。結實似棗核者，雌樹也，不入香用；無子者，雄樹也。採花釀以成香。香微温，主心痛惡瘡，療風毒，去惡氣。』

丁香

《山海經》云：『生東海及崑崙國。二、三月開花，七月方結實。』

《開寶本草》注云：『生廣州，樹高丈餘，凌冬不凋。葉似櫟而花圓細，色黃。子如丁，長四五分，紫色，中有粗大長寸許者，俗呼爲母丁香，擊之則順理拆。味辛，主風毒諸腫，能發諸香，及止心疼、霍亂嘔吐，甚驗。』

葉庭珪云：『丁香，一名丁子香，以其形似丁子也。鷄舌香，丁香之大者，今所謂丁香母是也。』

《日華子》云：『鷄舌香治口氣，所以《三省故事》，郎官含鷄舌香，欲其奏事對答，其氣芬芳，至今方書爲然。出大食國。』

①津，《香乘》卷四作『滓』。

鬱金香

《魏略》云：『生大秦國，二、三月花，如紅藍。四、五月採之，甚香。十二葉爲百草之英。』

《本草拾遺》云：『味苦，無毒，主蠱毒、鬼疰、鵶鶻等臭，除心腹間惡氣，入諸香用。』

《說文》云：『鬱金香，芳草也，十葉爲貫，百二十貫採以煮之爲鬯。一曰鬱鬯，百草之華，遠方所貢方物，合而釀之以降神也。』

《物類相感志》云：『出伽毗國，華而不實，但取其根而用之。』

迷迭香

《廣志》云：『出西域，魏文侯①有賦，亦嘗用。』

《本草拾遺》云：『味辛，温，無毒，主惡氣。今人衣香，燒之去臭。』

木密香

《内典》云：『狀若槐樹。』

《異物志》云：『其葉如椿。』

《交州記》云：『樹似沉香。』

《本草拾遺》云：『味甘，温，無毒，主辟惡、去邪、鬼疰。生南海諸山中，種之五六年乃有香。』

藒車香

《本草拾遺》云：『味辛，温，主鬼氣，去臭及蟲魚蛀物。生彭城，高數尺，黄葉白花。』

《爾雅》云：『藒車，芞輿。』注曰：『香草也。』

必栗香

①魏文侯，《香乘》卷四作『魏文帝』。

《内典》云：『一名化①木香，似老椿。』

《海藥本草》云：『味辛，温，無毒，主鬼疰心氣痛，斷一切惡氣。葉落水中，魚暴死。木可爲書軸，碎白魚②，不損書。』

艾蒳香

《廣志》云：『出西域，似細艾。又有松樹皮上緑衣，亦名艾蒳。可以合諸香，燒之能聚其烟，青白不散。』

《本草拾遺》云：『味温，無毒，主惡氣，殺蛀蟲，主腹内冷、泄痢。一名石芝。』

《字統》云：『香草也。』

《異物志》云：『葉如栟櫚而小，子似檳榔，可食。』

兜婁香

《異物志》云：『生海邊國，如都梁香。』

《本草》云：『性微温，療霍亂、心痛，主風水腫毒、惡氣，止吐逆。亦合香用。莖葉如水蘇。』

今按，此香與今之兜婁香不同。

白茅香

《本草拾遺》云：『味甘，平，無毒，主惡氣，令人身香，煮汁服之，主腹内冷痛。生安南，如茅根，道家以之煮湯沐浴云。』

茅香花

《唐本草》云：『生劍南諸州，其莖、葉黑褐色，花白，非白茅也。味苦，温，無毒，主中惡反胃，止嘔吐。葉苗可煮湯浴，辟邪氣，令人身香。』

兜納香

①化，《香乘》卷九作『花』。

②碎白魚，《香乘》卷九作『辟蠹魚』。

《廣志》云：「生驃國。」

《魏略》云：「出大秦國。」

《本草拾遺》云：「味甘，温，無毒，去惡氣，温中除冷。」

耕香

《南方草木狀》云：「耕香，莖生細葉。」

《本草拾遺》云：「味辛，温，無毒，主臭鬼氣，調中。生烏滸國。」

雀頭香

《本草》云：「即香附子也，所在有之。葉、莖都是三棱，根若附子，周匝多毛。交州者最勝，大如棗核，近道者如杏仁許，荆襄人謂之莎草。根大。能下氣，除腦[1]腹中熱，合和香用之尤佳。」

芸香

①腦，《新修本草》作「胸」。

《倉頡解詁》曰：「芸蒿，葉似邪蒿，可食。」

魚豢《典略》云：「芸香，辟紙魚蠹，故藏書臺稱芸臺。」

《物類相感志》云：「香草也。」

《説文》云：「似苜蓿。」

《雜禮圖》云：「芸，即蒿也，香美可食，今江東人餌爲生菜。」

零陵香

《南越志》云：「一名燕草，又名薰草。生零陵山谷，葉如羅勒。」

《山海經》云：「薰草，麻葉而方莖，赤花而黑實，氣如靡蕪，可以止癘。即零陵香。」

《本草》云：「味苦，無毒，主惡氣注心、腹痛，下氣，令體[1]，和諸香，或作湯丸用，得酒良。」

①《證類本草》「體」字後有「香」字。

都梁香

《荊州記》云：『都梁縣有山，山上有水，其中生蘭草，因名都梁香。形如藿香。』古詩：『博山爐中百和香，鬱金蘇合及都梁。』

《廣志》云：『都梁在淮南，亦名煎澤草也。』

白膠香

《唐本草》云：『樹高大，木理細，鞕葉三角，商洛間多有。五月斫爲坎，十二月收脂。』

《經史類證本草》①云：『楓樹，所在有之，南方及關陝尤多。樹似白楊，葉圓而岐，二月有花，白色乃連，著實大爲鳥卵，八、九月熟，曝乾可燒。』

《開寶本草》云：『味辛苦，無毒，主癮疹、風癢、浮腫，即楓香脂也。』

芳草

《本草》云：『即白芷也，一名茝，又名莧，又名符離，一名澤芬。生下濕地，河東州①谷尤勝，近道亦有之。道家以此香浴，去尸蟲。』

龍涎香

葉庭珪云：『龍涎，出大食國。其龍多蟠伏於洋中之大石，卧而吐涎，涎浮水面。人見烏林上異禽翔集，衆魚游泳争嚼之，則殳取焉。然龍涎本無香，其氣近於臊，白者如百藥煎而膩理，黑者亞之，如五靈脂而光澤，能發衆香，故多用之，以和香焉。』

《潛齋》云：『龍涎如膠，每兩與金等，舟人得之則巨富矣。』

温子皮云：『真龍涎，燒之，置杯水於側，則烟入水，假者則散，嘗試之，有驗。』

甲香

①《經史類證本草》，疑爲宋人唐慎微編撰的《重修政和經史證類本草》，簡稱《證類本草》。

①州，《新修本草》作『川』。

《唐本草》云：『蠡類，生雲南者大如掌，青黃色，長四五寸，取殼燒灰用之。南人亦煮其肉啖。今合香多用，謂能發香，復末香烟，傾酒密煮[①]，製方可用，法見後。』

温子皮云：『正甲香，本是海螺壓[②]子也。唯廣南來者，其色青黃，長三寸。河中府者只闊寸餘。嘉州亦有，如錢樣大。於木上磨，令熱即投醞酒中，自然相近者是也。若合香，偶無甲香，則以鱟殼代之，其勢力與中香均，尾尤好。』

麝香

《唐本草》云：『生中臺川[③]谷及雍州、益州皆有之。』

陶隱居云：『形類獐，常食柏葉及啖蛇。或於五月得者，往往有蛇骨。主辟邪、殺鬼精、中惡風毒，療蛇傷。多以當門一子真香分揉作三四子，括取血膜，雜以餘物。大都亦有精粗，破皮毛共在裹中者爲勝。或有夏食蛇蟲多，至寒者香滿，入春，患急痛，自以脚剔出。人有得之者，此香絶勝。帶麝非但取香，亦以辟惡。其真香一子着腦間枕之，辟惡夢及尸疰鬼氣。』或傳有水麝臍，其香尤美。

洪氏云：『唐天寶中，廣中獲水麝臍，香皆水也，每以針取之，香氣倍於肉臍。』

《倦游録》云：『商汝山多群麝，所遺糞嘗就一處，雖遠逐食，必還走之，不敢遺迹他處，慮爲人獲。人反以是求得，必掩群而取之。麝絶愛其臍，每爲人所逐，勢急，即自投高岩，舉爪裂出其香，就縶而死，猶拱四足保其臍。』李商隱詩云：『逐岩麝香退。』

麝香木

葉庭珪云：『出占城國，樹老而仆，埋於土而腐，外黑肉黃赤者，其氣類於

①《香乘》卷五作「復聚香烟，須酒蜜煮」。

②壓，《香乘》卷五作「厴」。

③川，《香乘》卷三作「山」。

麝，故名焉。其品之下者，蓋緣伐生樹而取香，故其氣惡而勁。此香實朣朧①尤多，南人以爲器皿，如花梨木類。』

麝香草

《述異記》云：『麝香草，一名紅蘭香，一名金桂香，一名紫述香，出蒼梧、鬱林郡。』今吴中亦有麝香草，似紅蘭而甚香，最宜合香。

麝香檀

《瑣碎録》云：『一名麝檀香，蓋西山樺根也，爇之類煎香。』或云衡山亦有，不及南②者。

梔子香

葉庭珪云：『梔子香出大食國，狀如紅花而淺紫，其香清越而醖藉，佛書所謂薝蔔花是也。』

段成式云：『西域薝蔔花，即南花、梔子花。諸花少六出，惟梔子花六出。』

蘇頌云：『梔子，白花，六出，甚芬香，刻房七棱至九棱者爲佳。』

野悉密香

《潛齋》云：『出佛林國，亦出波斯國。苗長七八尺，葉似梅。四時敷榮，其花五出，白色，不結實。花開時遍野皆香，與嶺南詹糖相類。西域人常採其花，壓以爲油，甚香滑。唐人以此和香。』或云薔薇水，即此花油也。亦見《雜俎》。

薔薇水

葉庭珪云：『大食國花露也。五代時，蕃將蒲訶散以十五瓶效貢，厥後罕有至者。』今則採末利花，蒸取其液以代焉。然其水多僞雜，試之當用琉璃瓶盛之，翻搖數四，其泡自上下者爲真。後周顯德五年，昆明國獻薔薇水十五瓶，得自西域，以之灑衣，衣敝而香不滅。

①實朣朧，《香乘》卷三作『賓朣朧』。

②《香乘》卷三『南』字前有『海』字。

甘松香

《廣志》云：『生凉州。』

《本草拾遺》云：『味温，無毒，主鬼氣、卒心、腹痛漲滿，發①生細葉，煮湯沐浴，令人身香。』

蘭香

《川本草》云：『味辛，平，無毒，主利水道，殺蟲毒，辟不祥。一名水香，生大吴池澤。葉似蘭，尖長有岐。花紅白色而香，俗呼爲鼠尾香。煮水浴，治風。』

木犀香

向余《異苑圖》云：『岩桂，一名七里香，生匡廬諸山谷間。八、九月開花，如棗花，香滿岩谷。採花陰乾以合香，甚奇。其木堅韌，可作茶品。紋如犀角，故號木犀。』

馬蹄香

《本草》云：『即杜蘅也。葉似葵，形如馬蹄，俗呼爲馬蹄香。藥中少用，惟道家服，令人身香。』

蘹香

《本草》云：『即茴香。葉細莖粗，高者五六尺，叢生人家庭院中。其子療風。』

蕙香

《廣志》云：『蕙草，緑葉紫花，魏武帝以爲香，燒之。』

蘼蕪香

《本草》云：『蘼蕪，一名薇蕪，香草也。魏武帝以之藏衣中。』

荔枝香

①發，《香乘》卷四作『叢』。

伽闌木

一作伽藍木。今按，此香本出迦闌國，亦占香之種也。或云生南海補陀岩，蓋香中之至寶，其價與金等。

排香

《安南志》云：『好事者多種之，五六年便有香也。』今按，此香亦占香之大片者。又謂之壽香，蓋獻壽者多用之。

紅兜婁香

今按，此香即麝檀香之別也。

大食水

今按，此香即大食國薔薇露也。本土人每蚤起，以爪甲於花上取露一滴，置耳輪中，則口眼耳鼻皆有香氣，終日不散。

孩兒香

一名孩兒土，一名孩兒泥，一名烏爺土。今按，此香乃烏爺國薔薇樹下土也，本國人呼曰海，今訛傳爲孩兒。蓋薔薇四時開花，雨露滋沐，香滴於土。凝如菱角塊者佳。今人合茶餅者，往往用之。

紫茸香

一名狨香。今按，此香亦出沉速香之中，至薄而膩理，色正紫黑，焚之，雖數十步猶聞其香。或云沉之至精者。近時有得此香，因禱祠爇於山上，而下上數里皆聞之。

珠子散香

滴乳香之至瑩净者。

喃吺哩香

喃吺哩國所産降真香也。

薰華香

今按，此香蓋以海南降真劈作薄片，用大食薔薇水浸透，於甑内蒸乾。慢火爇之，最爲清絶。樟鎮所售尤佳。

欖子香

今按，此香出占城國，蓋占香樹爲蟲蛀鏤，香之英華結子水心[①]中，蟲所不能蝕者，形如橄欖核，故名焉。

南方花

余向云：『南方花皆可合香，如末利、闍提、佛桑、渠那香花，本出西域，佛書所載。其後傳本來閩嶺，至今遂盛。』又有大含笑花、素馨花。就中小含笑，香尤酷烈，其花常若菡萏之未敷者，故有含笑之名。又有麝香花，夏開，與真麝香無異。又有麝香末[①]，亦類麝氣。此等皆畏寒，故此[②]地莫能植也。或傳吴家香用此諸花合。

温子皮云：『素馨、末利摘下，花蕊香纔過，即以酒噀之，復香。凡是生香蒸過爲佳。』每四時，遇花之香者，皆次次蒸之，如梅花、瑞香、酴醿、密友、梔子、末利、木犀及橙橘花之類，皆可蒸。他日爇之，則群花之香畢備。

花薰香訣

用好降真香結實者，截斷約一寸許，利刀劈作薄片，以豆腐漿煮之，俟水香，去水，又以水煮至香味去盡，取出。再以末茶或葉茶煮百沸，漉出陰乾，隨意用諸花薰之。其法：以浄瓦缶一個，先鋪花一層，鋪香片一層，鋪花一層及香片，如此重重鋪蓋了，以油紙封口，飯甑上蒸，少時取起，不得解。待過數日取燒，則香氣全矣。或以舊竹辟簀，依上煮製代降[③]，採橘葉搗爛代諸花薰之。

①結子水心，《香乘》卷五作『結於木心』。

①末，《香乘》卷十三作『木』。

②此，《香乘》作『北』。

③《香乘》卷十三『降』後有『真』字。

其香清若春時曉行山徑。所謂草木真天香，殆此之謂。

香草名釋

《遁齋閑覽》云：『《楚辭》所咏香草曰蘭、曰蓀、曰茝、曰葯、曰虈、曰芷、曰荃、曰蕙、曰蘼蕪、曰江蘺、曰杜若、曰杜蘅、曰藒車、曰葍荑，其類不一，不能盡識其名狀，釋者但一切謂之香草而已。』其間一物而備數名者，亦有與今人所呼不同者。如蘭一物，《傳》謂有國香，而諸家之説，但各以色①自相非毁，莫辨其真。或以爲都梁，或以爲澤蘭，或以蘭草，今當以澤蘭爲正。山中又有一種，葉大如麥門冬，春開花甚香，此别名幽蘭也。蓀則澗溪中所生，今人所謂石菖蒲者，然實非菖蒲。葉柔脆易折，不若蘭蓀之堅勁②。雜小石、清水，植之盆中，久而鬱茂可愛。茝、葯、虈、芷，雖有四名，而祇是一物，今所謂白芷是也。蕙，即零陵也，一名薰。蘼蕪，即芎藭苗也，一名江蘺。杜若，即山薑也。杜蘅，今人呼爲馬蹄香。惟荃與藒車、葍荑，終莫能識。騷人類以香草比君子耳。他日求田問舍，當求其本，列植欄檻，以爲楚香亭，欲爲芬芳滿前，終日幽對，相見騷人之雅趣以寓意耳。

《通志·草木略》云：『蘭即蕙，蕙即薰，薰即零陵香。』《楚辭》云『滋蘭九畹，種蕙百畝』，互言也。古方謂之薰草，故《名醫别録》出薰草條；近方謂之零陵香，故《開寶本草》出零陵香條。《神農本經》謂之蘭。余昔修本草，以二條貫於蘭後，明一物也。且蘭舊名煎澤草，婦人和油澤頭，故以名焉。《南越志》云：『零陵香，一名燕草，又名薰草，即香草，生零陵山谷。今潮①嶺諸州皆有。』又《别録》云：『薰草，一名蕙草，明薰蕙之蘭也。以其質香，故可以爲膏澤，可以塗宮室。』近世一種草，如茅葉而嫩，其根謂之土續斷，其花馥郁，故得蘭名，誤爲人所賦咏。澤芬曰白芷、曰白茝、曰虈、曰莞、曰荷蘺②，楚人謂之葯。

①色，《香乘》卷十三作『己見』。
②勁，《香乘》卷十三作『韌』。

①潮，《香乘》卷十三作『湖』。
②荷蘺，《香乘》卷十三作『苻蘺』。

其葉謂之蕳，與蘭同德，俱生下濕。澤蘭曰虎蘭、曰龍棗、曰虎蒲、曰蘭香、曰都梁香，如蘭而莖方，葉不潤，生於水中，名曰水香。茈胡曰地薰、曰山菜、曰葭草葉、曰芸蒿，味辛，可食，生銀夏者芬馨之氣射於雲間，多白鶴青鶴①翱翔其上。《瑣碎録》云：「古人藏書辟蠹用芸。」芸，香草也，今七里香是也，南人採置席下，能辟虱。香草之類，大率異名。所謂蘭蓀，即菖蒲也；蕙，今零陵香也；茝，今白芷也。

朱文公《離騷》注云：「蘭蕙二物，《本草》言之甚詳。大抵古之所謂香草，必其花葉皆香而燥濕不變，故可刈而爲佩。今之所謂蘭蕙，則其花雖香而葉乃無氣，其香雖美而質弱易萎，非可刈佩也。」

香異

都夷香

《洞冥記》云：「香如棗核，食一顆，歷月不飢。或投水中，俄滿大盂也。」

茶蕪香

茶一作「荃①」。王子年《拾遺記》云：「燕昭王時，廣延國進二舞人，王以茶蕪香屑鋪地四五寸，使舞人立其上，彌日無迹。香出波弋國，浸地則土石皆香，著朽木腐草，莫不茂蔚，以薰枯骨，則肌肉皆香。」又見《獨異志》。

辟寒香

辟寒香、辟邪香、瑞麟香、金鳳香，皆異國所獻。《杜陽雜編》云：「自兩漢至皇唐，皇后、公主乘七寶輦，四面綴五色玉香囊，中貯上四香，每一出游，則芬馥滿道。」

月支香

《瑞應圖》云：「天漢二年，月支國進神香。武帝取視之，狀若燕卵，凡三

①白鶴青鶴，《香乘》卷十三作「白鶴青鸞」。

①荃，四庫本作「荼」。

枚，似棗。帝不燒，付外庫。後長安中大疫，宮人得疾，衆使者請燒香一枚，以辟疫氣，帝然之，宮中病者差。長安百里内聞其香，積數月不歇。』

振靈香

《十洲記》云：『生西海中聚窟洲，大如楓，而葉香聞數百里，名曰返魂樹。伐其根於玉釜中，取汁如飴，名曰驚精香，又曰振靈香，又曰返生香，又曰馬積香，又曰卻[①]死香，一種五名，靈物也。死者未滿三日，聞香氣即活。延和中，月氏[②]遣使貢香四兩，大如雀卵，黑如椹。』

神精香

《洞冥記》云：『波岐國獻。神精香，一名筌蘼草[③]，一名春蕪草，一根百條，其枝間如竹節柔軟，其皮如絲，可以爲布，所謂春蕪布，亦曰香筌[④]布，又曰如冰紈，握之一片，滿身皆香。』

䣷臍香

《酉陽雜俎》云：『出波斯國，拂林呼爲頂勃梨咃。長一丈餘，圍[①]一尺許，皮色青，薄而極光净，葉似阿魏，每三葉生於條端，無花結實。西域人常以八月伐之，至冬抽新條，極滋茂，若不翦除，反枯死。七月斷其枝，有黄汁，其狀如蜜，微有香氣，入藥療百病。』

兜末[②]香

《本草拾遺》云：『燒之，去惡氣，除病疫。』《漢武故事》云：『西王母降，上燒是香。兜渠國所獻，如大豆。塗宮門，香聞百里。關中大疫，死者相枕藉，燒此香，疫即止。』《内傳》云：『死者皆起。』此則靈香，非中國所致。

沈榆香

《封禪記》云：『黄帝列珪玉於蘭蒲席上，然沈榆香，春雜寶爲屑，以沈榆

①卻，《香乘》卷八作『却』。
②月氏，四庫本作『月 氏』，《香乘》卷八作『月支』。
③筌蘼草，《香乘》卷八作『荃蘼草』。
④筌，《香乘》卷八作『荃』。

①四庫本闕『圍』字，據《酉陽雜俎》前集卷十八補。
②末，《香乘》卷八作『木』。

膠和之若泥，以分尊卑華夷之位。』

千畝香

《述異記》云：『南郡有千畝香林，名香往往出其中。』

沈光香

《洞冥記》云：『塗魂國貢，闇中燒之有光，而堅實難碎，太醫院以鐵杵舂如粉而燒之。』

十里香

《述異記》云：『千年松香，聞於十里。』

威香

孫氏《瑞應圖》云：『瑞草，一名威蕤，王者禮備，則生於殿前。』又云：『王者愛人命，則生。』

返魂香

洪氏云：『司天主簿徐肇，遇蘇氏子德哥者。自言善合返魂香，手持香爐，懷中取如白檀末撮於爐中，烟氣裊裊直上，甚於龍腦。德哥微吟曰：「東海徐肇欲見先靈，願此香烟用爲導引，盡見其父母曾高。」德哥云：「但死八十年已前則不可返矣。」』

茵墀香

《拾遺記》云：『靈帝熹平三年西域所獻，煮爲湯，辟癘。宮人以之沐浴，餘汁入渠，名曰流香之渠。』

千步香

《述異記》云：『出海南，佩之香聞千步也。今海隅有千步草，是其種也。葉似杜若而紅碧相雜。』《貢籍》云：『日①南郡貢千步香是也。』

①四庫本闕「日」字，據《太平廣記》卷四〇八補。

飛氣香

《三洞珠囊·隱訣》云：『真檀之香，夜泉玄脂、朱陵飛氣之香，返生之香，真人所燒之香。』

五香

《三洞珠囊》云：『五香樹，一株五根，一莖五枝，一枝五葉，一葉開五節，五五相對，故先賢名之。五香之末燒之十日，上徹九皇之天。即青目①香也。』

《雜修養方》云：『五月一日取五木煮湯浴，令人至老鬢髮黑。』徐鍇注云：『道家以青木爲五香，亦名五木。』

石葉香

《拾遺記》云：『此香疊疊如雲母，其氣辟癘。魏文帝時，題腹國所獻。』

祇②精香

《洞冥記》云：『出塗魂國，燒此香魑魅精祇皆畏避。』

①目，《香乘》卷四作「木」。

②祇，《香乘》卷八作「祗」。下同。

雄麝香

《西京雜記》云：『趙昭儀上姊飛燕三十五物，有青木香、沉木①香、九真雄麝香。』

蘅蕪香

《拾遺記》云：『漢武帝夢李夫人授以蘅蕪之香，帝夢中驚起，香氣猶著衣枕，歷月不歇。』

蘅薇香

賈善翔《高道傳》云：『張道陵母夫人自魁星中蘅薇香授之，遂感而孕。』

文石香

洪氏云：『卞山在潮州，山下産無價香。有老姥拾得一文石，光彩可玩，

①木，《香乘》卷四作「水」。

偶墜火中，異香聞於遠近，收而寶之，每投火中，異香如初。」

金香

《三洞珠囊》云：「司命君王易度游①於東坂廣昌之域，長樂之鄉，天女灌以平露金香、八會之湯、珍瓊鳳玄脯。」

百和香

《漢武内傳》云：「帝於七月七日設坐殿上，燒百和香，張罽錦幃，西王母乘紫雲車而至。」

金磾香

《洞冥記》云：「金日磾既入侍，欲衣服香潔，變膻酪之氣，乃合一香以自薰，武帝亦悦之。」

百濯香

《拾遺記》云：「孫亮爲寵姬四人合四氣香，皆殊方，異國所獻。凡經踐躡安息①之處，香氣在衣，雖濯浣，彌年不散，因名百濯香。復因其室曰思香媚寢。」

芸輝香

《杜陽雜編》：「元載造芸輝堂。芸輝者，香草也，出于闐國，其白如玉，入土不朽，爲屑以塗壁。」

九和香

《三洞珠囊》云：「天人玉女擣羅天香，持擎玉爐，燒九和之香。」

千和香

《三洞珠囊》云：「峨嵋山孫真人然千和之香。」

罽賓香

《盧氏雜説》：「楊牧嘗召崔安石，食盤前置香一爐，烟出如樓臺之狀。崔

①游，《香乘》卷八作『誕』。

①安息，《香乘》卷四作『宴息』。

别聞一香，似非爐烟，崔思之，楊顧左右，取白角楪子，盛一漆球子，呈崔曰：此罽賓國香，所聞即此香也。』

拘物頭花香

《唐實録》云：『太宗朝，罽賓國進拘物頭花香，香數十里聞。』

龍文香

《杜陽雜編》云：『武帝時所獻，忘其國名。』

鳳腦香

《杜陽雜編》云：『穆宗嘗於藏真島前焚之，以崇禮敬。』

一木五香

《酉陽雜俎》云：『海南有木，根梅[1]檀、節沉香、花鷄舌、葉藿香、花[2]膠薰陸，亦名衆木香。』

[1] 梅，《香乘》卷十二作「旃」。
[2] 《香乘》卷十二無「花」字。

昇霄靈香

《杜陽雜編》云：『同昌公主薨，上哀痛，常令賜紫，尼及女道士焚昇霄靈香，擊歸天紫金之磬，以導靈昇。』

區撥香

《通典》云：『頓游[1]國出藿香，香插枝便生，葉如都梁，以裛衣。國有區撥等花，冬夏不衰，其花蕊[2]更芬馥，亦末爲粉，以傅其身焉。』

大象藏香

《釋氏會要》云：『因龍門而生，若燒其香一丸，興大光明，細雲覆上，味如甘露也，晝夜降其甘雨。』

兜婁婆香

《楞嚴經》云：『壇前别安一小爐，以此香煎，取香汁浴。其炭然，合猛熾。』

[1] 頓游，《香乘》卷四作「須遜」。
[2] 蕊，《香乘》卷四作「燥」。

多伽羅香

《釋氏會要》云：『多伽羅香，此云根香。多摩羅跋香，此香①藿香。梅②檀，譯云與樂，即白檀也，能治熱病。赤檀能治風腫。』

法華諸香③

《法華經》云：『須曼那華香、闍提華香、末利華香、青赤白蓮華香、華樹香、果樹香、旃檀香、沈水香、多摩羅跋香、多伽羅香、象香、馬香、男香、女香、拘鞞陀羅樹香、曼陀羅華香、殊沙華香、曼殊妙華香。』

牛頭旃檀香

《華嚴經》云：『從離垢出，以之塗身，火不能燒。』

熏肌香

《洞冥記》云：『用熏人肌骨，至老不病。』

①香，《香乘》卷六作「云」。
②梅，《香乘》卷六作「旃」。
③《香乘》卷六無「末利華香」「象香、馬香、男香、女香」。

香石①

《物類相感志》云：『員嶠爛石，色似肺，燒之有香烟。聞數百里，烟氣升天則成香雲，偏潤則成香雨。』亦見《拾遺記》。

懷夢草②

《洞冥記》云：『鍾火山有香草。武帝思李夫人，東方朔獻之，帝懷之夢見，因名曰懷夢草。』

一國香

《諸蕃記》：『赤土國在海南，出異香，每一燒一丸，聞數百里，號一國香。』

龜中香

羯布羅香

《述異記》云：『即青桂香之善者。』

①香石，《香乘》卷九作「香雲」。
②懷夢草，《香乘》卷九作「鍾火山香草」。

《西域記》云：『其樹，松身異華①，花果亦別。初揉②既濕，尚未有香，木乾之後，循理而折之③，其中有香，狀如雲母，色如冰雪，亦名龍腦香。』

逆風香

波利質國多香樹，其香逆風而聞。

靈犀香

通天犀角鎊少末，與沉香爇之，烟氣裊裊直上，能挾④陰雲而睹青天，故名。《抱朴子》云：『通天犀角有白理如綫，置米群鷄中，鷄往啄米，見犀輒驚散，故南人呼爲駭鷄犀也。』

玉蕤香

《好事集》云：『柳子厚每得韓退之所寄詩文，必盥手熏以玉蕤香，然後讀之。』

修製諸香

飛樟腦

樟腦一兩，兩盞合之，以濕紙糊縫，文武火熁半時，取起，候冷用之。《沈譜》

樟腦不以多少，研細，用篩過，細壁土拌勻，捩薄荷汁少許，灑在土上，以净碗相合，定濕紙條固四縫，甑上蒸之，腦子盡飛上碗底，皆成冰片。《是齋售用》

樟腦、石灰等分，同研極細，末用無油銚子貯之，瓷碗蓋定四面，以紙固濟如法，勿令透氣，底下用木炭火煅，少時取開，其腦子已飛在碗蓋上，用鷄翎掃下，再與石灰等分，如前煅之，凡六七次，至第七次可用慢火煅，一日而止。取下掃腦子，與杉木盒子鋪在內，以乳汁浸兩宿，固濟口不令透氣，掘地四五尺，窨一月，不可入藥。同上①

韶腦一兩、滑石二兩，一處同研，入新銚子內，文武火炒之，上用一磁器蓋

①華，《香乘》卷三作『葉』。
②揉，《香乘》卷三作『採』。
③折之，《香乘》卷三作『析』。
④挾，《香乘》卷九作『抉』。

①《香乘》卷十三『同上』二字在下一段『奪真』之後。

之，自然飛在蓋上，奪真①。

篤耨

篤耨，黑白相雜者，用盞底盛上，飯甑蒸之，白浮於面，黑沉於下。《瑣②碎録》

乳香

乳香，尋常用指甲、燈草、糯米之類同研，及水浸鉢，研之皆費力，惟紙裹置壁隙中良久，取研即粉碎。

又法，於乳鉢下，著水輕研，自然成末，或於火上，紙裹略烘。《瑣碎録》

麝香

研麝香，須著少水，自然細，不必羅也，入香不宜用多，及供佛神者去之。

龍腦

龍腦，須別器研細，不可多用，多則撩③奪衆香。《沈譜》

檀香

須揀真者，剉如米粒許，慢火⿰火曷，令烟出紫色，斷腥氣即止。

每紫檀一斤，薄作片子，好酒二升，以慢火煮乾，略⿰火曷。檀香劈作小片，臘茶清浸一宿，焙乾以蜜酒同拌，令匀，再浸一宿，慢火炙乾。

檀香，細剉，水一升，白蜜半升①，同於鍋内煎五七十沸，焙乾。

檀香斫作薄片子，入蜜拌之，净器爐②如乾，旋旋入蜜，不住手攪動，勿令炒焦，以黑褐色爲度。以上并《沈氏香譜》

沉香

沉香細剉，以絹袋盛，懸於銚子當中，勿令著底，蜜水浸，慢煮一日，水盡更添，今多生用。

藿香

①《香乘》卷四「奪真」前有「其味」二字。
②四庫本闕「瑣」字，據《香乘》卷十三補。
③撩，《香乘》卷十三作「掩」。
①半升，《香乘》卷十三作「半斤」。
②爐，《香乘》卷十三作「炒」。

凡藿香、甘松①、零陵之類，須揀去枝梗雜草，曝令乾燥，揉碎，揚去塵，不可用水洗燙，損香味也。

茅香

茅香須揀好者剉碎，以酒蜜水潤一夜，炒令黄燥爲度。

甲香

甲香，如龍耳者好，自餘小者次也。取一二兩以來，用炭汁一碗煮盡，後用泥煮，方同好酒一盞煮盡，入蜜半匙，爐②如黄色。黄泥水煮令透明，逐片净洗，焙乾，灰炭煮兩日，净洗以蜜湯煮乾。甲香，以泔浸二宿③後，煮煎至赤珠頻沸，令盡，泔清爲度，入好酒一盞同煮，良久取出，用火炮，色赤。更以好酒一盞④，取出候乾，刷去泥，更入漿一碗，煮乾爲度。入好酒一盞，煮乾，於銀器内炒令黄色。甲香以灰煮去膜，好酒煮乾。甲香磨去齟齬，以胡麻膏熬之，色正黄則用蜜湯洗净，入香宜少用。

煉蜜

白沙蜜若干，綿濾入磁罐，油紙重疊，蜜封罐口，大釜内重湯煮一日取出，就罐於火上煨煎數沸，便出盡水氣，則經年不變。若每斤加蘇合油二兩更妙，或少入朴硝除去蜜氣，尤佳。凡煉蜜不可大①過，過則濃厚，和香多不匀。

煅炭

凡合香，用炭不拘黑白，重②煅作火，罨於密器，冷定，一則去炭中生薪，一則去炭中雜穢之氣。

焫香宜慢火，如火緊則焦氣。

合香

合香之法貴於使衆香咸爲一體。麝滋而散，撓之使匀，沉實而腴，碎之使

①甘松，《香乘》卷十三作「甘草」。
②爐，《香乘》卷十三作「炒」。
③二宿，《香乘》卷十三作「三宿」。
④《香乘》卷十三在「更以好酒一盞」後有「潑地，安於潑地上，盆蓋一宿取出用之。甲香以漿水、泥一塊同浸三日」一段文字。

①大，《香乘》卷十三作「太」。
②重，《香乘》卷十三作「熏」。

和；檀堅而燥，揉之使膩。比其性、等其物而高下，如醫者則藥，使氣味各不相掩。

搗香

香不用羅量其精粗，搗之使匀。太細則烟不永，太粗則氣不和。若水麝①、婆律須別器研之。以上《香史》

收香

水麝忌暑，婆律忌濕，尤宜護持，香雖多，須置之一器，貴時得開闔，可以診視。

窨香

香非一體，濕者易和，燥者難調，輕軟者燃速，重實者化遲，以火煉結之，則走泄其氣。故必用净器，拭極乾，貯窨蜜②，掘地藏之，則香性粗③入，不復離解①。

新和香必須窨，貴其燥濕得宜也。每約香多少，貯以不津瓷器，蠟紙封，於静室屋中掘地，窨深三五寸②，月餘逐旋取出，其尤③𩡶䭲也。《沈譜》

焚香

焚香必於深房曲室，矮卓④置爐，與人膝平，火上設銀葉或雲母，製如盤形，以之襯香，香不及火，自然舒慢無烟燥氣。《香史》

熏香

凡欲薰衣，置熱湯於籠下，衣覆其上，使之沾潤，取去，别以爐爇香，熏畢，疊衣入篋笥隔宿，衣之餘香數日不歇。

①水麝，《香乘》卷十三作「冰麝」。下同。
②蜜，《香乘》卷十三作「令密」。
③粗，《香乘》卷十三作「相」。

①解，《香乘》卷十三作「群」。
②寸，《香乘》卷十三作「尺」。
③其尤，《香乘》卷十三作「其香尤」。
④卓，《香乘》卷十三作「桌」。

卷二

五香夜刻 宣州石刻

穴①壺爲漏，浮木爲箭，自有熊氏以來尚矣。三代兩漢迄今遵用，雖制有工拙，而無以易此。國初得唐朝水秤，作用精巧，與杜牧宣潤秤漏頗相符合。其後燕肅②龍圖守梓州，作蓮花漏上進。近又吴僧瑞新創杭湖等州秤漏，例皆疏略。慶曆戊子年初預班朝，十二月起居退，宣許百官於朝堂觀新秤漏，因得詳觀而默識焉。始知古今之制都未精究，蓋少第二平③水奩，致漏滴之有遲速也。亘古之闕，繇我朝講④求而大備邪。嘗率愚短，竊效成法，施於婺、睦二州鼓角樓。熙寧癸丑，歲大旱，夏秋愆雨⑤，井泉枯竭，民用艱險⑥。時待次梅溪始作百刻香印，以準昏曉，又增置五夜香刻如左。

①穴，《香乘》卷二十二作「穴」。
②肅，《香乘》卷二十二作「蕭」。
③平，《香乘》卷二十二作「秤」。
④講，《香乘》卷二十二作「搆」。
⑤愆雨，四庫本作「泉冬愆南」，據《香乘》卷二十二改。
⑥險，《香乘》卷二十二作「飲」。

百刻香印

百刻香印以堅木爲之，山梨爲上，樟楠次之。其原①一寸二分，外經②一尺一寸，中心徑一寸無餘，用有文處分十二界，迴曲其文橫路二十一里③，路皆闊一分半，鋺④其上，深亦如之。每刻長一⑤寸四分，凡一百刻，通長二百四十寸⑥，每時率二尺，計二百四十寸，凡八刻三分刻之一。其中近狹處六暈相屬，亥子也，丑寅也，卯辰也，巳午也，未申也，酉戌也，陰盡以至陽也，戌之末則入亥。以上六長暈各外相連，陽時六皆順行，自小以入大也，從⑦微至著也。其向外長六暈亦相屬，子丑也，寅卯也，辰巳也，午未也，申酉也，戌亥也，陽終以入陰也，亥之末則至子。以上六狹處各内相連，陰時六皆逆行，從大以入小，陰主⑧減也。并無斷際，猶環之無端也。每起火，各以其時，大抵起午正，第三路近中是；或起日出，視曆日，日出卯初、卯正幾刻，故不定斷際起火處也。

①原，《香乘》卷二十二作「厚」。
②經，《香乘》卷二十二作「徑」。下同。
③里，《香乘》卷二十二作「重」。
④鋺，《香乘》卷二十二作「鋭」。
⑤一，《香乘》卷二十二作「二」。
⑥寸，《香乘》卷二十二作「分」。
⑦四庫本闕「從」字，據《香乘》卷二十二補。
⑧主：《香乘》卷二十二作「生陽」。

五更印刻

上印最長，自小雪後大雪、冬至、小寒後單用。其次有甲、乙、丙、丁四印，并兩刻用。

中印最平，自驚蟄後至春分後單用，秋分同。其前後有戊、己印，各一并單用。

末印最短，自芒種前及夏至、小暑後單用。其前有庚、辛、壬、癸印，并兩刻用。

百刻篆圖

百刻香若以常香則無準。今用野蘇、松球二味，相和令勻，貯於新陶器內，旋用。野蘇，即荏葉也，中秋前採，曝乾爲末，每料十兩。松球，即枯松花也，秋末①揀其自墜者，曝乾，剉去心，爲末，每用八兩。昔嘗撰《香譜序》，百刻香印未詳。廣德吴正仲製其篆刻并香法，見貺較之，頗精審，非雅才妙思，孰能至是，因刻於石，傳諸好事者。熙寧甲寅歲仲春二日，右諫議大夫知宣城郡沈立題。

定州公庫印香

箋香①一兩、檀香一兩、零陵香一兩、藿香一兩、甘松一兩、茅香半兩②、蜜、水、酒炒令黄色③。大黄半兩。

右杵羅爲末，用如常法。凡作印篆，須以杏仁末少許拌香，則不起塵，及易出脱，後皆仿此。

和州公庫印香

沉香十兩、細剉。檀香八兩、細剉如棋子。零陵香四兩、生結香八兩、藿香葉四兩、焙。甘松四兩、去土。草茅香四兩、去塵土。香附子二兩、去黑皮，色紅。麻黄二兩、

①秋末，《香乘》卷二十二作「秋冬前」。

①箋香，《香乘》卷二十一作「棧香」。

②兩，四庫本作「雨」，據《香乘》卷二十一改。

③四庫本闕「蜜、水、酒炒令黄色」一段文字，據《香乘》卷二十二補。

去根細剉。甘草二兩、粗者細剉。麝香七錢、焰硝半兩、乳香二兩、頭高秤。龍腦七錢。生者尤妙。

右除腦、麝、乳、硝四味別研外，餘十味皆焙乾，搗細末，盒子盛之，外以紙包裹，仍常置暖處，旋取燒用，切不可泄氣，陰濕此香。於幃帳中燒之悠揚，作篆熏之亦妙。別一方與此味數、分兩皆同，惟腦、麝、焰、硝各增一倍，章草香[①]須白茅香乃佳。每香一兩，仍入製過甲香半錢。本太守馮公義子宜所製方也。

百刻印香

箋香三兩[②]、檀香二兩、沉香二兩、黃熟香二兩、零陵香二兩、藿香二兩、土草香半兩、去土。茅香二兩、盆硝半兩、丁香半兩、製甲香七錢半、一本作七分半。龍腦少許[③]。

右同末之，燒如常法。

①章草香，《香乘》卷二十一作「草茅香」。
②《香乘》卷二十一此方棧香用量爲二兩。
③《香乘》卷二十一在「龍腦少許」後有「細研作篆時旋入」小字。

資善堂印香

棧香三兩、黃熟香一兩、零陵香一兩、藿香葉一兩、沉香一兩、檀香一兩、白茅花香一兩、丁香半兩、甲香三分、製過。龍腦三錢、麝香三錢[①]。

右件[②]羅細末，用新瓦罐子盛之。昔張全真參故[③]傳張德遠丞相甚愛此香，每一日一盤，篆烟不息。

龍腦印香[④]

檀香十兩、沉香十兩、茅香一兩、黃熟香十兩、藿香葉十兩、零陵香十兩、甲香七兩半、盆硝二兩半、丁香五兩半、棧香三十兩。剉。

右爲細末，和勻，燒如常法。

又方《沈譜》[⑤]

①《香乘》卷二十一此方麝香用量爲三分。
②件，《香乘》卷二十一作「杵」。
③故，《香乘》卷二十一作「政」。
④《香乘》卷二十一此方名「龍涎印香」；茅香用量爲十兩。
⑤《香乘》卷二十一此方用量藿香二錢，甲香三分；另有甘草、丁香各半兩，無棧香二兩。

夾棧香半兩、白檀香半兩、白茅香二兩、藿香一錢、甘松半兩、乳香半兩、棧香二兩、麝香四錢、甲香一錢、龍腦一錢、沉香半兩。

右除龍、麝、乳香别研，餘皆擣羅細末，拌和令勻，用如常法。

乳檀印香

黄熟香六斤、香附子五兩、丁香皮五兩、藿香四兩、零陵香四兩、檀香四兩、白芷四兩、棗半斤、焙。茅香二斤、茴香二兩、甘松半斤、乳香一兩、細研。生結香四兩。

右擣羅爲細末，燒如常法。

供佛印香

棧香一斤、甘松三兩、零陵香三兩、檀香一兩、藿香一兩、白芷半兩、茅香三錢①、甘草三錢、蒼龍腦三錢。

右爲細末，如常法點燒。

無比印香

零陵香一兩、甘草一兩、藿香葉一兩、香附子一兩、茅香二兩。蜜湯浸一宿，不可水多，曬乾微炒過。

右爲末，每用先於花模摻①紫檀少許，次布香末。

水浮印香 新增

柴灰一升、或紙灰。黄蠟二塊。荔支大。

右同入鍋内煼，蠟盡爲度，每以香末脱印，如常法：將灰於面上攤勻，次裁薄紙，依香印大小襯灰覆放敲下，置水盆中，紙沉去，仍輕來以紙炷點香。

寶篆香②

①《香乘》卷二十一此方茅香用量爲五錢。

①摻，四庫本作「槮」，《香乘》卷二十一作「擦」，據文義改。

②《香乘》卷二十一此方用量夾棧香三兩、焰硝三分。

沉香一兩、丁香皮一兩、藿香一兩、夾棧香二兩、甘松半兩、甘草半兩、零陵香半兩、甲香半兩、製。紫檀三兩、焰硝二分。

右爲末和勻，作印時旋加腦、麝各少許。

香篆 一名壽香①

乳香、旱蓮草、降真香、沉香、檀香、青布片、燒灰存性。貼水荷葉、瓦松、男兒胎髮、一斤。木櫟、野蕷、龍腦、少許。麝香、少許。山棗子。

右十四味爲末，以山棗子揉和前藥，陰乾用。燒香時以玄參末蜜調箸梢上，引烟寫字畫人物，皆能不散，欲其散時，以車前子末彈於烟上即散。

又方

歌曰：『乳旱降沉香，檀青貼髮山。斷松椎櫟蕷，腦射腹空間。』②

① 青布、木櫟、胎髮一斤：《香乘》卷二十一此方作『青皮』『木律』『胎髮一個』；有『底用雲母石』，無『野蕷』。

② 《香乘》卷二十一作『乳旱降沉香，檀青貼髮山。斷松雄律字，腦麝馥空間』。

每用銅箸引香烟成字，或云入針沙等分，以箸梢夾磁石少許，引烟作篆。

丁公美香篆《沈譜》

乳香半兩、別本一兩。水蛭三錢、壬癸蟲二錢①、即蝌蚪。鬱金一錢、定風草半兩、即天麻苗。龍腦少許。

右除龍、腦、乳香別研外，餘皆爲末，然後一處勻和，滴水爲丸，如桐子大。每用，先以清水濕過手，焚香烟起時，以濕手按之。任從巧意，手常要濕。歌曰：『乳蛭任風龍鬱煎，手爐爇處發祥烟。竹軒清下寂無事，可愛翛然迎晝眠。』②

① 壬癸蟲二錢，四庫本無用量，據《香乘》卷二十一補。

② 《香乘》卷二十一作『乳蛭任風龍欲煎，獸爐濕處發祥烟。竹軒清夏寂無事，可愛翛然逐晝眠』。

凝和諸香

葉太社旁通香圖①

四和　百花　花蕊　清真

文苑：沉、一兩。檀、半兩。棧、一錢。甘松、一錢。玄參、二兩。丁皮、一錢。麝。二錢。

常科：降真、半兩。檀、半兩。甘松、半兩。楓香、半兩。茅香。四兩。

芬積：檀、一兩。棧、半兩。沉、一錢。降真、半兩。麝、一錢。腦、一分。甲香。一錢。

清遠：茅香、半兩。生結、三分。腦、半錢。沉、一分。麝、一錢。檀。半兩。

衣香：腦、一錢。零陵、半兩。麝、一錢。木香、半兩。檀、一錢。藿香、一錢。丁香。半兩。

清神：藿香、半兩。麝、一錢。腦、一錢。棧、一兩。沉。半兩。

凝香：麝、一錢。丁香、半兩。檀、一兩半。甲香、一錢。結香、一錢。甘草、一分。腦。一錢。

降真　百和　寶篆

右爲極細末，除寶篆外，并以煉蜜和劑，作餅子，爇如常法。

①《香乘》卷二十一文苑：沉一兩一分，棧、甘松、丁皮各一分，麝三錢；芬積：檀三錢，沉、麝、甲香各一分；清遠：麝一分；衣香：木香半錢，檀、藿各一分；凝香：檀兩半，甘草一錢；丁香，四庫本作『丁香枝』。

漢建寧宮中香①

黃熟香四斤、白附子二斤、丁香皮五兩、藿香葉四兩、零陵香四兩、檀香四兩、白芷四兩、茅香二斤、茴香二斤、甘松半斤、乳香一兩、別器研。生結香四兩、棗子半斤、焙乾。一方入蘇合油一錢。

右爲細末，煉蜜和勻，窨月餘，作丸，或餅爇之。

唐開元宮中方

沉香二兩、細剉，以絹袋盛懸於銚子當中，勿令着底，蜜水浸，慢火煮一日。檀香二兩、茶清浸一宿，炒，候乾，令無檀香氣味。麝香二錢、龍腦二錢、別器研。甲香一錢、法製。馬牙硝一錢。

右爲細末，煉蜜和勻，窨月餘，取出，旋入腦、麝，丸之，或作花子，爇如常法。

①《香乘》卷十四此方用量茅香一斤、茴香二兩、蘇合油一兩。另四庫本闕『餅』字。

宮中香（一）

檀香八兩，劈作小片，臘茶清浸一宿，挖出焙乾，再以酒蜜浸一宿，慢火炙乾，入諸品。沉香三兩，甲香一兩，生結香四兩，龍、麝各半兩。

右爲細末，生蜜和勻貯瓷器，地窨一月，旋丸爇之。

宮中香（二）

檀香一十二兩，細剉，水一升、白蜜半斤同煮，五七十沸挖出焙乾。零陵香三兩，藿香三兩，甘松三兩，茅香三兩，生結香四兩，甲香三兩，法製。黄熟香五兩，煉蜜一兩半，浸一宿，焙乾用。龍、麝各一錢。

右爲細末，煉蜜和勻，瓷器封窨二十日，旋丸爇之。

江南李主帳中香

沉香一兩，細剉如炷大。蘇合香。以不津瓷器盛。

右以香投油，封浸百日爇之，入薔薇水更佳。

又方

沉香一兩，剉如炷。鵝梨十枚[1]、切研取汁。

右用銀器盛蒸三次，梨汁乾即可爇。

又方

沉香末一兩，檀香末一錢，鵝梨十枚。

右以鵝梨刻去瓤核如瓮子狀，入香末，仍將梨頂簽蓋蒸三溜，去梨皮，研和令勻，久窨可爇。

又方

沉香四兩、檀香一兩、蒼龍腦半兩、麝香一兩、馬牙硝一錢[2]。研。

右細剉，不用羅，煉蜜拌和，燒之。

① 《香乘》卷十四此方鵝梨用量爲一個。

② 《香乘》卷十四此方馬牙硝用量爲一分。

宣和御製香①

沉香七錢、剉如麻豆。檀香三錢、剉如麻豆，燭黃色。金顔香二錢、另研。背陰草、不近土者，如無用浮萍。硃砂二錢半、飛細。龍腦一錢、麝香、別研。丁香各半錢、甲香一錢。製過。

右用皂兒白水浸軟，以定碗一隻慢火熬令極軟，和香得所，次入金顔、腦、麝研勻，用香蠟脱印，以硃砂爲衣，置於不見風日處窨乾，燒如常法。

御爐香②

沉香二兩，細剉，用絹袋盛之，懸於銚中，勿着底，蜜水一碗慢火煮一日，水盡再添。檀香一兩，細片，以蠟茶清浸一日，稍焙乾，令無檀氣。甲香一兩，法製。生梅花龍腦二錢，別研。馬牙硝，麝香。別研。

右搗羅取細末，以蘇合油拌和勻，瓷合封窨一月許，旋入腦、麝，作餅爇之。

①《香乘》卷十四此方背陰草用量爲二錢半；燭，作『炒』。

②《香乘》卷十四此方馬牙硝、麝香用量各一錢；稍，四庫本作『梢』，據《香乘》改。

李次公香

棧香不拘多少，剉如米粒。龍腦、麝各少許。

右用酒蜜同和，入瓷瓶蜜封，重湯煮一日，窨半月①，可燒。

趙清獻公香

白檀香四兩、研剉。乳香纏末半兩、研細。玄參六兩。温湯洗净，慢火煮軟，薄切作片，焙乾。

右碾取細末，以熟蜜拌勻，入新瓷罐内，封窨十日，爇如常法。

蘇州王氏幃中香②

檀香一兩，直剉如米豆，不可斜剉，以蠟清浸，令没過，二日取出，窨乾，慢火炒紫色。沉香二

①半月，《香乘》卷十四作『一月』。

②《香乘》卷十四此方乳香用量爲一錢；二日，作『一日』。

錢，直剉。乳香一分，別研。龍腦、別研。麝香各一字。別研，清茶化開。

右爲末，浄蜜六兩同浸檀茶清，更入水半盞，熬百沸，復秤如蜜數度。候冷，入麩炭末三兩，與腦、麝和勻，貯瓷器封窨如常法，旋丸爇之。

唐化度寺衙香

白檀香五兩、蘇合香二兩①、沉香一兩半、甲香一兩、煮製。龍腦香半兩、麝香半兩。別研。

右細剉擣末，馬尾羅過，煉蜜搜②和，爇之。

開元幃中衙香③

沉香七兩二錢、棧香五兩、鷄舌香四兩、檀香二兩、麝香八錢、另研。藿香六錢、零陵香四錢、甲香二錢、法製。龍腦少許。

右擣羅細末，煉蜜和勻，丸如大豆，爇之。

①《香乘》卷十四此方蘇和油用量爲一兩。
②搜，《香乘》均作「溲」。
③《香乘》卷十四此方名「楊貴妃幃中衙香」；四庫本闕「另研」，據《香乘》補。

後蜀孟主衙香①

沉香三兩、棧香一兩、檀香一兩、乳香一兩、甲香一兩、法製。龍腦半錢、別研，香成旋入。麝香一錢。別研，香成旋入。

右除龍、麝外，用杄末，入炭皮末、朴硝各一錢，生蜜拌勻，入瓷盒，重湯煮十數，沸取出，窨七日，作餅，爇之。

雍文徹郎中衙香

沉香、檀香、棧香、甲香、黄熟香②各一兩，龍、麝各半兩。

右擣羅爲末，煉和勻③，入瓷器内密封，埋地中一月，方可爇。

蘇内翰貧衙香④

白檀香四兩，研作薄片，以蜜拌之，浄器内炒，如乾，旋入蜜，不住手攪，以黑褐色止，勿令焦。乳香五粒、生絹裹之，用好酒一盞同煮，候酒乾至五七分，取出。麝香一字、玄參一錢。

①《香乘》卷十四此方名「花蕊夫人衙香」；另棧香用量爲三兩。
②《香乘》卷十四此方黄熟香用量爲一兩半。
③煉和勻，《香乘》卷十四作「煉蜜和勻」。
④《香乘》卷十四此方乳香用量爲五兩；無「玄參一錢」；「生絹裹之」前有「皀子大以」四字。

右先將檀香杵粗末，次將麝香細研，入檀香，又入麩炭細末一兩，借色與玄乳同研，合和令匀，煉蜜作劑，入瓷器罐，蜜封埋地一月。

錢塘僧日休衙香

紫檀四兩、沉水香一兩、滴乳香一兩、麝香一錢。

右搗羅細末，煉蜜拌入和匀，圓如豆大，入瓷器，久窨可爇。

金粟衙香(一)①

梅蠟香一兩、檀香一兩、臘茶清煮五七沸，二香同取末。黄丹一兩、乳香三錢、片腦一錢、麝香一字、研。杉木炭二兩半、爲末，秤。净蜜二斤半。

右將蜜於净器内蜜封，重湯煮，滴入水中成珠，方可用。與香末拌匀，入臼杵千餘作劑，窨一月分爇。

衙香(一)②

①《香乘》卷十四此方用量杉木炭五錢，净蜜二兩半；杵千餘：作『杵百餘』。

②《香乘》卷十四此方用量龍腦、麝香各一錢。

沉香半兩、白檀香半兩、乳香半兩、青桂香半兩、降真香半兩、甲香半兩、龍腦半兩、另研。麝香半兩。另研。

右搗羅細末，煉蜜拌匀，次入龍腦、麝香，搜和得所，如常爇之。

衙香(二)①

黄熟香、沉香、棧香各五兩，檀香、藿香、零陵香、甘松、丁皮、甲香製各三兩，丁香一兩半，乳香半兩，硝石三分，龍腦三分，麝香一兩。

右除硝石、龍腦、乳、麝同研細外，將諸香搗羅爲散，先量用蘇合油并煉過好蜜二斤和匀，貯瓷器，埋地中一月，取爇之。

衙香(三)②

檀香五兩，沉香、結香、藿香、零陵香、茅香、燒灰存性。甘松各四兩，丁香皮，甲香二錢，腦、麝各三分。

①《香乘》卷十四此方用量甘松二兩，龍腦三錢；取爇之，四庫本作『所爇之』，據《香乘》改。

②《香乘》卷十四此方用量丁香皮一兩，腦、麝各五分。

右細研，煉蜜和匀，燒如常法。

衙香（四）①

生結香、棧香、零陵香、甘松各三兩，藿香、丁香皮各一兩，甲香二兩，麝香一錢。

右粗末，煉蜜放冷和匀，依常法窨過爇之。

衙香（五）

檀香、玄參各三兩，甘松二兩，乳香半兩②、別研，龍、麝各半兩。

右先將檀、參剉細，盛銀器内，水浸，慢火煮，水盡取出焙乾，與甘松同擣羅爲末，次入乳香末等，一處用生蜜和匀，久窨然後爇之。

衙香（六）③

茅香二兩、去雜草塵土。玄參一兩、薤根大者。黄丹十兩、細研。以上三味，和擣羅煉過炭末二斤，令用油紙包裹三宿。夾沉棧香四兩、上等好者。紫檀四兩、丁香五分、好者去梗已上擣末。滴乳香一錢半、細研。真麝香一錢半。細研。

右用蜜四斤，春夏煮十五沸，秋冬煮十沸，取出候冷，方入棧香等五味攪和，次以硬炭末①二斤拌，入臼杵匀，久窨分爇。

衙香（七）②

檀香一十三兩、剉，臘茶清炒。沉香六兩、棧香六兩、馬牙硝六兩、龍腦三錢、麝香一錢、甲香一錢。用炭大煮二日净洗，以蜜湯煮乾。

右爲末研，入龍、麝，蜜搜和令匀，爇之。

衙香（八）③

紫檀四兩，酒浸一晝夜，焙乾。川大黄一兩，切片，以甘松酒煮焙。玄參半兩，以甘松同酒浸一宿，焙乾。零陵香、甘草各半兩，白檀、棧香各二錢半，酸棗仁五枚。

①《香乘》卷十四此方甲香用量爲一兩；藿香，作『藿香葉』。

②《香乘》卷十四此方乳香用量爲半斤。

③《香乘》卷十四此方用量玄參二兩，黄丹四兩，炭末半斤，丁香一兩五錢，蜜二斤；三宿，作『一兩宿』。

①硬炭末，四庫本作『蔭炭末』，據《香乘》卷十四改。

②《香乘》卷十四此方用量檀香一十二兩，馬牙硝、甲香各六錢；另有『蜜脾香（片子量用）』。

③《香乘》卷十四此方紫檀作『檀香』；無『酸棗仁五枚』。

右爲細末，白蜜十兩微煉和勻，入不津瓷盒内封窨半月，取出旋丸爇之。

延安郡公蕊香①

玄參半斤、（净洗去塵土，於銀器中，以水煮令熟，挖出乾切，入銚中，慢火炒令微烟出。）甘松四兩、（細剉，揀去雜草塵土。）白檀香二錢、（剉。）麝香二錢、（顆者，俟別藥成末，方入研。）滴乳香二錢。（細研，同麝香入。）

右并用新好者，杵羅爲末，煉蜜和勻，丸如鷄豆大，每藥末一兩入熟蜜一兩，未丸前再入臼杵百餘下，油紙蜜封，貯瓷器，施取燒之作花氣。

嬰香②

沉水香三兩、丁香四錢、治甲香一錢、（各末之。）龍腦七錢、（研。）麝香三錢、（去皮毛研。）栴檀香半兩。（一方無。）

右五物相和令勻，入煉白蜜六兩，去沫，入馬牙硝半兩，綿濾過，極冷，乃和諸香，令稍硬，丸如梧子大，置之瓷盒，密封，窨半月後用。

①《香乘》卷十四此方白檀香用量爲二兩。滴乳香，四庫本作『的乳香』；未丸，四庫本作『末丸』，據《香乘》改。

②治甲香、宋桂官、宫香，《香乘》卷十四作『製甲香』『宋推官』『官香』。

《香譜拾遺》云：昔沈桂官者，自嶺南押香藥綱，覆舟於江上，壞宫香之半，因括治脱落之餘，合爲此香，而鬻於京師，豪家貴族争市之。

金粟衙香(二)①

香附子四兩、（去鬚。）藿香一兩。

右二味須酒一升同煮，候乾至一半爲度取出，陰乾爲細末，以查子絞汁和令勻，調作膏子，或捻薄餅，燒之。

韵香

沉香末一兩、麝香末一兩②。

稀糊脱成餅子，陰乾燒之。

不下閣新香③

①《香乘》卷十四此方名作『道香』；四庫本闕『去鬚』二字，據《香乘》補。酒一升，作『酒一斤』。

②《香乘》卷十四此方麝香木用量爲二錢。

③《香乘》卷十四此方用量棧香一兩，丁香、檀香、降真香各一錢。

棧香一兩一錢、丁香一分、檀香一分、降真香一分、甲香一字、零陵香一字、蘇合油半字。

右爲細末，白芨末四錢，加減水和作餅。此香大作一炷。

宣和貴妃黄氏金香①

占臘沉香八兩、檀香二兩、牙硝半兩、甲香半兩、製過。金顏香半兩、丁香半兩、麝香一兩、片白腦子四兩。

右爲細末，煉蜜先和前香，後入腦、麝，爲丸大小任意，以金箔爲衣，爇如常法。

壓香

沉香二錢半、龍腦二錢、與沉末同研。麝香一錢。別研。

右細末，皂兒②煎湯和劑，捻餅如常法，銀襯燒。

①《香乘》卷十四此方名「宣和貴人王氏金香」；占臘沉香，作「古臘沉香」。

②皂兒，《香乘》卷十四作「棗兒」。

古香①

柏子仁二兩、每個分作四片，去仁，胯茶二錢沸湯，盞浸一宿，重湯煮，窨令乾用。甘松蕊一兩、檀香半兩、金顏香二兩、龍腦二錢。

右爲末，入楓香脂少許，蜜和如常法，陰乾燒之。

神仙合香

玄參一十兩、甘松一十兩、白蜜加減用。

右爲細末，白蜜漬令匀，入瓷罐内蜜封，重湯煮一宿，取出放冷，杵數百，如乾，加蜜和匀，窨地中，旋取入麝少許爇之。

僧惠深濕香②

地榆一斤、玄參一斤、米泔浸二宿。甘松半斤、白茅香一兩、白芷一兩。蜜四兩，河水一碗同煎，水盡爲度，切片焙乾。

①《香乘》卷十四此方金顏香用量爲三兩；胯茶二錢沸湯，盞浸一宿，作「臘茶二錢，沸湯半盞，浸一宿」；窨，作「焙」。

②濕香，四庫本作「温香」，據《香乘》卷十四改。下同。

右細末，入麝香一分，煉蜜和劑，地窨一月，旋丸爇之。

供佛濕香①

檀香、棧香、藿香、白芷、丁香皮、甜參、零陵香各一兩，甘松、乳香各半兩，硝石一分。

右件依常法治碎，剉，焙乾，搗爲細末。别用白茅香八兩，碎劈去泥，焙乾，火燒之，焰將絶，急以盆蓋手巾圍盆口，勿令泄氣。放冷，取茅香灰搗末，與諸香一處，逐旋入經煉好蜜相和，重入臼搗軟得所，貯不津器中，旋取燒之。

久窨濕香②

棧香四斤、生。乳香七斤、甘松二斤半、茅香六斤、剉。香附子一斤、檀香十兩、丁香皮十兩、黃熟香十兩。剉。

①《香乘》卷十四此方用量檀香爲二兩。

②《香乘》卷十四此方爲：棧香四兩（生），乳香七兩（揀净），甘松二兩半，茅香六兩（剉），香附子一兩（揀净），檀香、丁香皮俱一兩，黃熟香一兩（剉），藿香、零陵香俱二兩，玄參二兩（揀净）。右爲粗末，煉蜜和匀，焚如常法。

右細末，用大丁香二個搥碎，水一盞煎汁，浮萍草一掬揀洗净，去鬚研細濾汁，同丁香汁和匀，搜拌諸香，候匀入臼，杵數百下爲度，捻作小餅子陰乾，如常法燒之。

清神香

玄參一個①、臘茶四胯。

右爲末，以冰糖搜之，地下久窨可爇。

清遠香局方②

甘松十兩、零陵香六兩、茅香七兩、局方六兩。麝香末半斤、玄參五兩、揀净。丁香皮五兩、降真香五兩、係紫藤香。以上三味，局方六兩。藿香三兩、香附子三兩、揀净。局方十兩。白芷三兩。

右爲細末，煉蜜搜和令匀，捻餅爇之。

①《香乘》卷十五此方玄參用量爲一斤。

②《香乘》卷十五此方用量麝香木爲半兩，降真香無用量。以上三味，四庫本作「以上味」；捻餅爇之，四庫本作「捻餅或末爇」，據《香乘》改。

清遠香（一）

零陵香、藿香、甘松、茴香、沉香、檀香、丁香。各等分，爲末。

右煉蜜圓如龍眼核大，入龍腦、麝香各少許尤妙，爇如前法。

清遠香（二）①

甘松一兩、丁香半兩、玄參半兩、番降真半兩、麝香末半錢、茅香七錢、零陵香六錢、香附子三錢、藿香三錢、白芷三錢。

右爲末，煉蜜和作餅，燒、窨如常法。

清遠香（三）

甘松四兩、玄參二兩。

右爲細末，入麝香一錢，煉蜜和勻，如常爇之。

汴梁太乙宮清遠香②

①《香乘》卷十五此方用量麝香木八錢、白芷三分。

②《香乘》卷十五此方用量甘松爲半兩。

柏鈴一斤、茅香四兩、甘松半斤、瀝青二兩。

右爲細末，以肥棗半斤蒸熟，研細如泥，拌和令勻如黃豆大，爇之，或煉蜜和劑亦可。

清遠膏子香①

甘松一兩、去土。茅香一兩、去土，蜜水炒黃。藿香半兩、香附子半兩、零陵香半兩、玄參半兩、麝香半兩、別研。白芷七錢半、丁皮三錢、麝檀香四兩、即紅兜婁。大黃二錢、乳香二錢、另研。棧香三錢、米腦二分。另研。

右爲細末，煉蜜和勻，散燒或捻小餅子亦可。

邢大尉韵勝清遠香②

沉香半兩、檀香二錢、麝香五錢、腦子三字。

右先將沉、檀爲細末，次入腦、麝鉢内研極細，別研入金顏香一錢，次加

①《香乘》卷十五米腦爲二錢。

②《香乘》卷十五此方用量麝香半錢、皂兒仁二三十個；邢大尉，作「邢太尉」；面油，作「麪」。

蘇合油少許，仍以皂兒仁三十個、水二盞熬皂兒水，候黏，入白芨末一錢，同上件香料和成劑，再入茶清研，其劑和熟，隨意脱造花子，先用蘇合油或面油刷過花脱，然後印劑則易出。

内府龍涎香①

沉香、檀香、乳香、丁香、甘松、零陵香、丁皮香、白芷，各等分。藿香二斤、玄參二斤。揀净。

共爲粗末，煉蜜和匀，爇如常法。

濕香②

檀香一兩一錢、乳香一兩一錢、沉香半兩、龍腦一錢、麝香一錢、桑炭灰一斤。

右爲末，爲竹筒，盛蜜於鍋中，煮至赤色，與香末和匀，石板上槌三五十下，以熱麻油少許作丸或餅爇之。

清神濕香

苔芎鬚半兩，藁本、羌活、獨活、甘菊各半兩，麝香少許。

右同爲末，煉蜜和丸或作餅爇之，可愈頭痛。

清遠濕香①

甘松、去枝。茅香棗肉研膏浸焙。各二兩，玄參、黑細者炒。降真香、三柰子、香附子去鬚微炒。各半兩、韶腦半兩、丁香一兩、麝香三百文。

右細末煉蜜和匀，瓷封窨，一月取出，捻餅子爇之。

日用供神濕香

乳香一兩、研。蜜一斤、煉。乾杉木燒麩炭。細篩。

右同和，窨半月許，取出，切作小塊子，日用無大費，而清芬勝市貨者。

①《香乘》卷十五此方無『藿香二斤、玄參二斤』，而有『龍腦、麝香各少許』；製作：右爲細末，熱湯化雪梨糕和，作小銷脱花，燒如常法。

②《香乘》卷十四此方桑炭灰用量爲二兩；竹筒，作『銅筒』；熱麻油，作『熟麻油』。

①《香乘》卷十四此方麝香用量爲二錢；韶腦，作『龍腦』。

丁晉公清真香

歌曰：『四兩玄參二兩松，麝香半兩①蜜和同。丸如茨子金爐爇，還似千花噴曉風。』又清室香，但減玄參三兩。

清真香（一）②

麝香檀一兩、乳香一兩、乾竹炭一十二兩。燒帶性。

右爲細末，煉蜜搜，成厚片，切作小塊子，瓷盒封貯，土中窨十日，慢火爇之。

清真香（二）③

沉香二兩，棧香、零陵香各三兩，藿香、玄參、甘草各一兩，黃熟香四兩，甘松一兩半，腦、麝各一錢，甲香一兩半。泔浸二宿同煮，泔盡以清爲度，復以滴潑地上，置蓋一宿。

右爲末，入腦、麝拌勻，白蜜六兩，煉去沫，入焰硝少許，攪和諸香，丸如鷄頭實大，燒如常法，久窨更佳。

黃太史清真香

柏子仁二兩，甘松蕊一兩，白檀香半兩，桑柴麩炭末三兩。

右細末，煉蜜和勻，瓷器窨一月，燒如常法。

清妙香

沉香二兩，剉。檀香二兩，剉。龍腦一分、麝香一分。另研。

右細末，次入腦、麝拌勻，白蜜五兩，重湯煮熟放温，更入焰硝半兩同和，瓷器窨一月，取出爇之。

清神香①

青木香半兩，生切蜜浸。降真香一兩，白檀香一兩，香白芷一兩，龍、麝各少許。

①麝香半兩：《香乘》卷十五作『麝香分半』。

②《香乘》卷十五此方乾竹炭用量爲四兩。

③《香乘》卷十五此方用量藿香爲三兩、甲香爲二兩；滴，作『酒』。

①《香乘》卷十五此方無『龍、麝各少許』；製作：右爲細末，用大丁香二個槌碎，水一盞煎汁。浮萍草一掬洗凈，去鬚研碎瀝汁，同丁香汁和勻，溲拌諸香候勻，入臼杵數百下爲度，捻作小餅子陰乾，如常法爇之。

右爲細末，熱湯化雪糕和作小餅，晚風燒如常法。

王將明太宰龍涎香①

金顔香一兩，乳細如麵。石脂一兩，爲末，須西出者食之口澀生津者是。沉、檀各一兩半，爲末，用水磨細令乾。龍腦半錢，生。麝香半錢。絶好者。

右用皂子膏和，入模子脱花樣，陰乾爇之。

楊古老龍涎香

沉香一兩，紫檀半兩，甘松一兩，净揀去土。腦、麝少許。②

右先以沉、檀爲細末，甘松別研羅候，研腦③香極細，入甘松内，三味再同研，分作三分：將一分半入沉香末中和令勻，入瓷瓶蜜封，窨一月宿④；又以一分，用白蜜一兩半重湯煮，乾至一半，放冷入藥，亦窨一宿；留半分，至調時摻入搜勻，更用蘇合油、薔薇水、龍涎別研，再搜爲餅子，或搜勻入瓷盒内，掘地坑深三尺餘，窨一月取出，方作餅子。若更少入製甲香，尤清絶。

亞里木吃蘭脾龍涎香

蠟沉二兩，薔薇水浸一宿，研如泥。龍腦二錢，別研。龍涎香半錢。

共爲末，入沉香泥捻餅子，窨乾爇。

龍涎香（一）

沉香十兩，檀香三兩，金顔香、龍腦各二兩，麝香一兩。

右爲細末，皂子膠①脱作餅子，尤宜作帶香。

龍涎香（二）

紫檀一兩半，建茶浸三日，銀器中炒令紫色，碎者旋取之。棧香三錢，剉細入蜜一盞，酒半盞，以沙盒盛蒸，取出焙乾。甲香半兩，漿水泥一塊，同浸三日，取出，再以漿水一碗煮乾，銀器内炒黄。龍

①石脂一兩，沉、檀各一兩半：四庫本作「石紙一兩，沉、檀各一半」，據《香乘》卷十五補改。

②《香乘》卷十五此方名「楊吉老龍涎香」；此方腦、麝用量各二分；「紫檀半兩」下有小字「即白檀中紫色者」。

③研腦，《香乘》作「研腦、麝」。

④入瓷瓶蜜封，窨一月宿，《香乘》作「入瓷瓶密封，窨一宿」，據《香乘》改。

①四庫本闕「膠」字，據《香乘》卷十五補。

腦二錢、別研。玄參半兩、切片入焰硝一分，蜜、酒各一盞，煮乾，更以酒一碗，煮乾爲度，炒令脆不得犯鐵器。麝香二字。當門子別器研。

右細末，先以甘草半兩搥碎，湯一升，浸候冷取出，甘草不用，白蜜半斤煎，撥去浮蠟，與甘草湯同熬放冷，入香末，次入腦、麝及杉樹油節炭一兩，和勻捻作餅子，貯瓷器內，窨一月。

龍涎香(三)①

檀香二兩、紫色好者，剉碎，用梨汁并好酒半盞同浸三日，取出焙乾。甲香八十粒、用黃泥煮二三十沸，洗淨，乾，油煎，亦爲末。沉香半兩、剉。丁香八十粒、生梅花腦子一錢、麝香一錢。

右細末，以浸沉梨汁入好蜜少許拌和，得所用瓶盛，窨數日於密室無風處，厚灰蓋火一炷。

龍涎香(四)②

沉香一兩、金顔香一兩、篤耨皮一錢、腦一錢、麝半錢。

右爲細末，白芨末糊和劑同模範脱成花，陰乾，以齒刷子去不平處，爇之。

龍涎香(五)

沉香一斤、麝香五錢、龍腦二錢。

右以沉香爲末，用水碾成膏，麝用湯研化細汁入膏內，次入龍腦研勻，捻作餅子爇之。

南蕃龍涎香 又名勝芬積

木香、懷乾。丁香各半兩，藿香、曬乾。零陵香各七錢半、檳榔、香附子、鹹水浸一宿，焙。白芷、官桂懷乾。各二錢半，肉豆蔻兩個，麝香三錢。別本有甘松七錢。

右爲末，以蜜或皂子水和劑，丸如鷄頭實大，爇之。

①《香乘》卷十五此方無『丁香八十粒』；『煮二三十沸』，作『煮二三沸』。

②《香乘》卷十五此方用量篤耨皮爲一錢半。脱成花，四庫本作『脱或花』，據《香乘》改。

又方與前小有異同，今兩存之。①

木香、丁香各二錢半，藿香、零陵香各半兩，檳榔、香附子、白芷各一錢半，官桂、麝香、沉香、當歸各一錢，甘松半兩，肉豆蔻一個。

右爲末，煉蜜和匀，用模子脱花，或捻餅子，慢火焙稍乾，帶潤入瓷盒，久窨絶妙。兼可服，三兩餅茶酒任下，大治心腹痛，理氣寬中。

龍涎香（六）②

沉香一兩，檀香半兩，臘茶煮。金顔香半錢，篤耨香半錢，白芨末三錢，腦、麝各一字。

右細末，拌匀，皂兒膠搗和脱花，爇之。

龍涎香（七）

丁香、木香各半兩，官桂、白芷、香附子、鹹浸一宿，焙。檳榔、當歸各二錢半，甘松、藿香、零陵香各七錢。

右加肉豆蔻一枚同爲細末，煉蜜丸如菉豆大，兼可服。

龍涎香（八）①

丁香、木香、肉豆蔻各半兩，官桂、甘松、當歸各七錢，藿香、零陵香各三錢，麝香一錢，龍腦少許。

右細末煉蜜，丸如桐子大，瓷器收貯，捻扁亦可。

智月龍涎香②

沉香一兩，麝香、蘇合油各一錢，米腦、白芨各一錢半，丁香、木香各半錢。

右爲細末，皂兒膠搗和入臼杵千下，花印脱之，窨乾，刷出光，慢火雲母襯燒。

龍涎香（九）

①《香乘》卷十五此方檳榔用量爲二錢半。三兩餅，作『餅三錢』。

②《香乘》卷十五此方用量金顔香半兩，篤耨香一錢，腦、麝各三字。

①《香乘》卷十五此方用量藿香、零陵香各三分。扁，四庫本作『匾』，據《香乘》改。

②《香乘》卷十五此方丁香用量爲一錢。此外還有『金顔香半錢』。

速香、沉香、注漏子①香各十兩，腦、麝各五錢，薔薇香不拘多少。陰乾。

右爲細末，以白芨瓊梔煎湯煮糊爲丸，如常法燒。

龍涎香（十）②

沉香六錢，白檀、金顔香、蘇合油各二錢，麝香半錢，另研。龍腦三字，浮萍半字，陰乾。青苔半字。陰乾，去土。

右爲細末，拌匀入蘇合油，仍以白芨末二錢，冷水調如稠粥，重湯煮成糊放温，和香入臼杵千下，模範脱花，用刷子出光，如常法焚之。供神佛，去麝香。

古龍涎香（一）

好③沉香一兩、丁香一兩、甘松二兩、麝香一錢、甲香一錢。

右爲細末，煉蜜和劑，作脱花樣，窨一月或百日。

古龍涎香（二）①

沉香半兩，檀香、丁香、金顔香、素馨花各半兩，廣南有，最清奇。木香、黑篤實、麝香各一分，龍腦二錢，蘇合油一字許。

右各爲細末，以皂子白濃煎成膏，和匀，任意造作花子、佩香及香環之類。如要黑者，入杉木烰炭少許，拌沉、檀同研，却以白芨，極細作末少許，熱湯調得，所將篤耨、蘇合油同研香。如要作軟者，只以敗蠟同白膠香少許，熬，放冷以手搓成鋌。煮酒，蠟尤妙。

古龍涎香（三）②

占蠟沉十兩、拂手香三兩、金顔香三兩、蕃梔子二兩、梅花腦一兩半、另研。

龍涎香二兩。

右爲細末，入麝香二兩煉蜜和匀，捻餅子爇之。

---

①注漏子，《香乘》卷十五作「淫漏子」。梔，四庫本作「巵」。

②《香乘》卷十五此方白檀用量爲三錢；杵千下，作「杵百餘下」。

③《香乘》卷十五無「好」字。

①《香乘》卷十五此方用量木香、黑篤耨各三分，龍腦二錢，蘇合油一匙許。龍腦，四庫本作「顔腦」，據《香乘》改；黑篤實，《香乘》作「思篤耨」。

②《香乘》卷十五此方拂手柑用量爲十兩；占蠟沉、拂手香，《香乘》卷十五作「古蠟沉、佛手柑」。

白龍涎香

檀香一兩、乳香五錢。

右以寒水石四兩煅過，同爲細末，梨汁和爲餅子焚爇。

小龍涎香（一）①

沉香、棧香、檀香各半兩，白芨、白蘞各二錢半，龍腦二錢，丁香一錢。

右爲細末，以皂兒膠水和作餅子，陰乾刷光，窨土中十日，以錫盒貯之。

小龍涎香（二）

錦紋大黄一兩，檀香、乳香、丁香、玄參、甘松各五錢。

右以寒水石二錢，同爲細末，梨汁和作餅子爇之。

小龍涎香（三）

沉香一兩，龍腦半錢。

右爲細末，以鵝梨汁作餅子爇之。

小龍涎香（四）①

沉香一兩、乳香一分、龍腦半錢、麝香半錢。胯茶清研。

右同爲細末，以生麥門冬去心研泥，和丸如桐子大，入冷石模中脱花，候乾，瓷盒收貯，如常法燒之。

吳侍郎龍津香②

白檀五兩，細剉，以臘茶清浸半月後蜜炙。沉香四兩，玄參半兩，甘松一兩，洗净。丁香二兩，水麝二兩，甘草半兩，炙。甲香半兩，製先以黄泥水煮，復以酒煮，各一伏時，更以蜜少許炒焙。焰硝三錢，龍腦一兩，樟腦一兩，麝香一兩。四味各别器研。

右爲細末，拌和匀，煉蜜作劑，掘地窨一月取燒。

龍泉香③

---

①《香乘》卷十五此方丁香用量爲二錢；白蘞，四庫本作『白斂』，據《香乘》改。

①《香乘》卷十五此方乳香用量爲一錢；燒之，四庫本作『然』，據《香乘》改。

②《香乘》卷十五此方用量焰硝三分，龍腦、麝香各五錢；玄參，作『苦參』。水麝，四庫本作『木麝』，據《香乘》改。

③《香乘》卷十五此方還有『丁皮一兩半』。

甘松四兩、玄參二兩、大黄一兩半、麝香半錢、龍腦二錢。

右擣羅細末，煉蜜爲餅子，如常法爇之。

清心降真香

紫潤降真香四十兩、剉研。棧香三十兩、黄熟香三十兩、丁香皮十兩、紫檀三十兩、剉碎，以建茶細末一兩，湯調以兩碗拌香令濕，炒三時辰，勿令黑。藿香十兩、麝香木十五兩、揀甘草五兩、焰硝半斤、湯化開，淘去滓，熬成霜，秤。甘松十兩、白茅香三十兩、細剉，以青州棗三十個、新水三升①同煮過，復炒令色變，去棗及黑者，止用十五兩。龍腦一兩。香成旋入。

右爲細末，煉蜜搜和令勻，作餅爇之。

宣和内府降真香

蕃降真香三十兩。

右剉作小片子，以臘茶半兩末之沸湯同浸一日，湯高香一指爲約，來朝取出風乾。更以好酒半碗、蜜四兩、青州棗五十個於瓷器内，與香同煮至乾爲度，取出，於不津瓷盒内收貯密封，徐徐取燒，其香最清也。

降真香

蕃降真香切作片子，以冬青樹子單布内絞汁浸香，蒸過窨半月燒。

假降真香①

蕃降真香一兩、劈作碎片。藁本一兩。水二碗，銀、石器内與香内煎。

右二味同煮乾，去藁本不用，慢火襯筠州楓香燒。

勝篤耨香②

棧香半兩、黄連香三錢、檀香三分、降真香三分、龍腦一字、麝香一錢。

右以蜜和粗末爇之。

①青州棗三十個、新水三升，《香乘》卷十六作「青州棗三十兩、新水三斗」。

①《香乘》卷十六此方名爲「降真香」。

②《香乘》卷十六此方用量檀香一錢、降真香五分、龍腦一字半。

假篤耨香（一）①

老柏根七錢、黃連七錢、別器研置。丁香半兩、降眞香、臘茶煮半日。紫檀香一兩、棧香一兩。

右爲細末，入米腦少許，煉蜜和勻，窨爇之。

假篤耨香（二）②

檀香一兩、黃連香三兩。

右爲末拌勻，橄欖汁和濕，入瓷器收，旋取爇之。

假篤耨香（三）

黃連香，或白膠香。

以極高煮酒，與香同煮至乾爲度，收之可燒。

馮仲柔假篤耨香③

通明楓香三兩、火上熔開。桂末一兩、入香內攪勻。白蜜三兩匙。入香內。

①《香乘》卷十六此方用量降眞香爲一兩。

②《香乘》卷十六此方用量黃連香爲二兩。

③通明楓香三兩，《香乘》卷十六作「楓香二兩」。

右以蜜入香，攪和令勻，瀉於水中，冷便可燒。或欲作餅子，乘熱捻成，置水中。

假篤耨香（四）①

楓香乳、棧香、檀香、生香各一兩，官桂，丁香。隨意入。

右爲粗末，蜜和冷濕，瓷盒封窨月餘，可燒。

江南李王煎沉②

沉香、㕮咀。蘇合油。不拘多少。

右每以沉香一兩，用鵝梨十枚，細研取汁，銀石器入甑蒸數次，以稀爲度，或削沉香作屑，長半寸許，鋭其一端，叢刺梨中炊，一飯時梨熟乃出。

李王花浸沉③

①《香乘》卷十六此方用量棧香二兩、官桂三錢。

②《香乘》卷十六此方名「江南李主煎沉香」；一飯，四庫本作「一飲」，據《香乘》改。

③《香乘》卷十六此方名「李主花浸沉香」。

沉香不拘多少，剉碎，取有香花蒸：荼蘼、木犀、橘花或橘葉，亦可福建末利花之類。帶露水摘花一碗，以瓷盒盛之，紙蓋入甑蒸，食頃取出，去花留汗汁浸沉香，日中暴乾，如是者三，以沉香透潤爲度。或云皆不若薔薇水浸之最妙。

華蓋香

歌曰：「沉檀香附并山麝，艾蒳酸仁分兩停。煉蜜拌匀瓷器窨，翠烟如蓋可中庭。」

寶球香

艾蒳一兩，松上青衣是也。酸棗一升，入水少許，研汁搗成膏。丁香皮、檀香、茅香、香附子、白芷、棧香各半兩，草豆蔻一枚，去皮。梅花龍腦、麝香各少許。

右除腦、麝別器研外，餘皆炒過，搗取細末，以酸棗膏更加少許，梟梟直上如綫，結爲球狀，經時不散。

香球①

石芝、艾蒳各一兩，酸棗肉半兩，沉香一分，甲香半錢，製。梅花龍腦半錢，另研。麝香少許。另研。

右除腦、麝同搗細末，研棗肉爲膏，入熟蜜少許和匀，捻作餅子，燒如常法。

芬積香（一）②

丁香皮、硬木炭各二兩，爲末。韶腦半兩，另研。檀香一分，末。麝香一錢。另研。

右拌匀，煉蜜和劑，實在罐器中，如常法燒。

芬積香（二）③

沉香、棧香、藿香、零陵香各一兩，丁香一分，木香四分半，甲香一分。

右爲細末，重湯煮蜜放温，入香末及龍腦、麝香各二錢拌和令匀，瓷盒密

①《香乘》卷十六此方沉香用量爲五錢。

②《香乘》卷十六此方檀香用量爲五錢。

③《香乘》卷十六此方用量丁香三錢，甲香五分，木香四分半，作「芸香四分半」。

封，地坑窨一月爇之。

小芬積香①

棧香一兩，檀香、樟腦各五錢，飛過。降真香一分，麩炭三兩。

右以生蜜或熟蜜和勻，瓷盒盛，埋地一月取燒。

芬積香（三）②

沉香二兩，紫檀、丁香各一兩，甘松三錢，零陵香三錢，製甲香一分，腦、麝各一錢。

右爲末拌勻，生蜜和作劑餅，瓷器窨乾爇之。

藏春香（一）③

沉香、檀香、酒浸一宿。乳香、丁香、真臘香、占城香各二兩，腦、麝各一分。

右爲細末，將蜜入，甘黃菊一兩四錢，玄參三分剉，同入餅内，重湯煮半日，濾去菊與參不用，以白梅二十個水煮，令冷浮，去核取肉研，入熟蜜拌勻衆香，於瓶内久窨可爇。

藏春香（二）

降真香四兩，臘茶清浸三日，次以湯浸煮十餘沸，取出爲末。丁香十餘粒，腦、麝各一錢。

右爲細末，煉蜜和勻，燒如常法。

出塵香（一）

沉香四兩、金顔香四錢、檀香三錢、龍涎二錢、龍腦一錢、麝香五分。

右先以白芨煎水，搗沉香萬杵，別研。餘品同拌，令勻微，入煎成。皂子膠水再搗萬杵，入石模脱作古龍涎花子。

出塵香（二）

①《香乘》卷十六此方降真香用量爲一錢。

②《香乘》卷十六此方製甲香用量爲三分。

③《香乘》卷十六此方用量乳香、丁香各三兩；有『降真一兩（製過者）、欖油三錢』；無『真臘香、占城香各二兩』；餅，作『瓶』。

沉香一兩、棧香半兩、酒煮。麝香一錢。

共爲末，蜜拌焚之。

四和香(一)①

沉、檀各一兩，腦、麝各一錢。

如法燒。香橙皮、荔枝殼、櫻桃核、梨滓、甘蔗滓等分爲末，名小四和。

四和香(二)

檀香二兩、剉碎，蜜炒褐黄色，勿令焦。滴乳香一兩、絹袋盛酒煮，取出研。麝香一錢、胯茶②一兩、與麝同研。松木麩炭末半兩。

右爲末煉蜜和勻，磁盒收盛，地窨半月，取出爇之。

馮仲柔四和香

錦文大黄、玄參、藿香葉、蜜各一兩。

右用水和，慢火煮數時辰許，剉爲粗末，入檀香三錢、麝香一錢，更以蜜兩匙拌勻，窨過爇之。

加減四和香①

沉香一分、丁香皮一分、檀香半分、各别爲末。龍腦半分、另研。麝香半分、木香不拘多少。杵末，沸湯浸水。

右以餘香，别爲細末，木香水和，捻作餅子，如常爇之。

夾棧香②

夾棧香、甘松、甘草、沉香各半兩，白茅香二兩，檀香二兩，藿香一分，甲香二錢，製。梅花龍腦二錢，别研。麝香四錢。

右爲細末，煉蜜拌和令勻，貯瓷器，蜜封地窨一月，旋取出捻餅子，爇如常法。

①《香乘》卷十六此方製法：如常法燒香，根皮、荔枝殼，榠樝核，或梨汁、甘蔗滓等分爲末，名小四和。

②胯茶，《香乘》卷十六作『臘茶』。

①《香乘》卷十六此方：沉香一兩，木香五錢(沸湯浸)，檀香五錢(各爲末)，丁皮一兩，麝香一分(另研)，龍腦一分(另研)。

②《香乘》卷十六此方用量藿香三錢，麝香一錢；有『棧香二兩』，無『檀香二兩』。窨一月，作『窨半月』。

聞思香(一)①

玄參、荔枝、松子仁、檀香、香附子各二錢，甘草、丁香各一錢。

同爲末，查子汁和劑，窨爇如常法。

聞思香(二)②

紫檀半兩、蜜水浸三日慢火焙。甘松半兩、酒浸一日火焙。橙皮一兩、日乾。苦楝花一兩、榠查核一兩、紫荔枝一兩、龍腦少許。

右爲末，煉蜜和劑，窨月餘爇之。別一方無紫檀、甘松，用香附子半兩、零陵香一兩，餘皆同。

壽陽公主梅花香③

甘松半兩、白芷半兩、牡丹皮半兩、藁本半兩、茴香一兩、丁皮一兩、不見火。檀香一兩、降真香一兩、白梅一百枚。

右除丁皮，餘皆焙乾爲粗末，瓷器窨半月，爇如常法。

李王帳中梅花香①

丁香一兩一分、新好者。沉香一兩、紫檀半兩、甘松半兩、龍腦四錢、零陵香半兩、麝香四錢、製甲香三分、杉松麩炭四兩。

右細末，煉蜜和勻丸，窨半月，取出爇之。

梅花香(一)②

苦參四兩、甘松四兩、甲香三分、製之用。麝香少許。

右爲細末，煉蜜爲丸，如常法爇之。

梅花香(二)③

丁香一兩、藿香一兩、甘松一兩、檀香一兩、丁皮半兩、牡丹皮半兩、零陵香二兩、辛夷一分、龍腦一錢。

①《香乘》卷十六此方名用量甘草三錢、丁香二錢；荔枝，作『荔枝皮』。

②橙皮，《香乘》卷十六作『根皮』；紫荔枝，作『荔枝皮』。

③《香乘》卷十八此方降真香用量爲二錢。

①《香乘》卷十八此方名『李主帳中梅花香』，用量丁香一兩、杉松麩炭一兩。

②《香乘》卷十八此方用量甘松四兩、甲香三錢(先以泥漿慢火煮，次用蜜製)。苦參，作『玄參』。

③《香乘》卷十八此方辛夷用量爲半兩。

右爲末，用如常法，尤宜佩帶。

梅花香（三）

甘松一兩、零陵香一兩、檀香半兩、茴香半兩、丁香一百枚、龍腦少許。别研。

右爲細末，煉蜜合和乾濕，皆可爇之。

梅花香（四）①

沉香、檀香、丁香各一分，丁香皮三分，樟腦三分，麝香少許。

右除腦、麝二味，乳鉢細研，入杉木、炭煤四兩，共香和勻，煉白蜜拌勻，捻餅，入無滲瓷器窨久，以銀葉，或雲母襯燒之。

梅花香（五）

丁香枝杖一兩、零陵香一兩、白茅香一兩、甘松一兩、白檀香一兩、白梅末二錢、杏仁十五個、丁香三錢、白蜜半斤。

右爲細末，煉蜜作劑，窨七日燒之。

梅英香（一）①

揀丁香三錢、白梅末三錢、零陵香葉二錢、木香一錢、甘松半錢。

右爲細末，煉蜜作劑，窨燒之。

梅英香（二）②

沉香三兩、剉末。丁香四兩、龍腦七錢、另研。蘇合香二錢、甲香二兩、製。硝石末一錢。

右細末，入烏香末一錢，煉蜜和勻，丸如芡實爇之。

梅蕊香又名一枝香③

歌曰：『沉檀④一分丁香半，烰炭篩羅五兩灰。煉蜜丸燒加腦麝，東風吹綻一枝梅⑤。』

---

①《香乘》卷十八此方：沉香、檀香、丁香、丁香皮各五錢，麝香、龍腦各少許。杉木、炭煤四兩，作『杉木、炭煤二兩』。

①四庫本闕此方製作方法，據《香乘》卷十八補。白梅末，《香乘》作『白梅肉』。

②《香乘》卷十八此方甲香用量爲二錢。蘇合香，《香乘》作『蘇合油』。

③一枝香，《香乘》卷十八作『一枝梅』。

④沉檀，《香乘》作『沉香』。

⑤一枝梅，《香乘》作『十枝梅』。